SMOOTHIE-MAGIE FÜR DIE GEWICHTSABNAHME

Die 5-Elemente-Ernährung der ERFOLGSKUR

Mag. Eva Prasch

CONTENTS

ÜBER MICH:

Drei Jahre meines Lebens verbrachte ich in Japan. Ich habe das Land und seine Kultur kennengelernt.

In dieser Zeit habe ich viele Stunden mit den Japanerinnen verbracht und sie lehrten mich die Kunst ihrer 5-Elemente-Ernährung.

Was für die Japanerinnen eine Selbstverständlichkeit ist, war für mich eine große Herausforderung. Aber als ich es verstand, wurde diese Kochkunst für mein Leben eine große Bereicherung.

Heute koche ich nur noch nach den 5-Elementen, besondere Freude machen mir die Smoothies, die ich Ihnen in diesem Buch vorstelle.

weitere Bücher:

REZEPTE nach der 5-Elemente-Ernährung : Kochen im Einklang mit der Natur (5-Elemente-Ernährung)
>>>https://amzn.to/3BSnAag

GEWÜRZE im Einklang mit den Elementen : Die Geheimnisse der 5-Elemente-Küche
>>>https://amzn.to/3OJt6n8

EINFÜHRUNG

Die Einführung bildet den Auftakt des Buches „Smoothie-Magie für die Gewichtsabnahme: Die 5 Elemente der Erfolgskur".

In diesem Abschnitt werden Sie herzlich willkommen geheißen und auf eine spannende Reise zur Gewichtsabnahme mit Smoothies eingeladen.

Die Einführung dient dazu, das Interesse von Ihnen zu wecken und sie auf die nächsten Kapitel vorzubereiten.

In der Einführung wurde zunächst die Bedeutung von Smoothies für die Gewichtsabnahme hervorgehoben.

Es wird erklärt, warum Smoothies ein effektives Hilfsmittel bei der Gewichtsabnahme sein können und wie sie als nährstoffreiche Mahlzeiten oder Snacks den Körper unterstützen können.

Darüber hinaus wird auf die Vorzüge von Smoothies eingegangen, wie ihre einfache Zubereitung, die Vielfalt an Geschmacksrichtungen und ihre Fähigkeit, den Körper mit wichtigen Nährstoffen zu versorgen.

Im Anschluss wird das Konzept der 5 Elemente der Erfolgskur vorgestellt.

Hier wird erklärt, dass es sich um ein ganzheitliches Konzept handelt, das auf den Prinzipien der traditionellen Medizin basiert.

Die **fünf Elemente (Holz, Feuer, Erde, Metall und Wasser)** repräsentieren verschiedene Aspekte der Ernährung und des Körpers, die bei der Gewichtsabnahme berücksichtigt werden können.

Es wird betont, dass die Kombination von Smoothies und den Prinzipien der 5 Elemente eine kraftvolle Methode sein kann, um die Gewichtsabnahme zu unterstützen und gleichzeitig den Körper optimal zu versorgen.

Die Einführung endet mit einem Ausblick auf das nächste Kapitel des Buches. Hier wird ein Überblick über die verschiedenen Themen gegeben, die im Buch behandelt werden, wie

- die Bedeutung der einzelnen Elemente für die Gewichtsabnahme,
- die Auswahl der richtigen Zutaten für Smoothies,
- die Zubereitungstechniken,
- die Integration der 5 Elemente in den Alltag und
- die langjährigen Erfolgsstrategien.

Ich werde Sie ermutigen, die folgenden Kapitel aufmerksam zu lesen und die Tipps und Ratschläge in die Praxis umzusetzen, um Ihre persönlichen Ziele der Gewichtsabnahme zu erreichen.

Mit der Einführung motiviere ich Sie und mache Sie neugierig, mehr über die Smoothie-Magie für die Gewichtsabnahme und die 5 Elemente der Erfolgskur zu erfahren.

Sie werden ermutigt, offen für neue Ernährungswege zu sein und sich auf die nächsten Kapitel einzulassen, um wertvolle Informationen und praktische Tipps zu erhalten, die ihnen bei der Gewichtsabnahme helfen können.

TEIL I: GRUNDLAGEN DER 5 ELEMENTE DER ERFOLGSKUR

Der erste Teil des Buches „Smoothie-Magie für die Gewichtsabnahme: Die 5 Elemente der Erfolgskur" widmet sich den grundlegenden Konzepten und Prinzipien der 5 Elemente.

In diesem Teil erhalten Sie eine solide Grundlage für ihr Verständnis der 5 Elemente der Erfolgskur und ihrer Bedeutung für die Gewichtsabnahme.

Kapitel 1: Die Philosophie der 5 Elemente In diesem Kapitel wird die Philosophie hinter den 5 Elementen der Erfolgskur eingeführt.

Sie erfahren, wie die 5 Elemente (Holz, Feuer, Erde, Metall, Wasser) in der traditionellen chinesischen Medizin eine zentrale Rolle spielen und wie sie sich auf verschiedene Aspekte des Körpers und der Gesundheit auswirken.

Es wird erläutert, dass die 5 Elemente das Gleichgewicht im Körper wiederherstellen und einhalten können, was sich positiv auf die Gewichtsabnahme auswirken kann.

Kapitel 2: Die Bedeutung der 5 Elemente für die

Gewichtsabnahme In diesem Kapitel wird der Fokus auf die Bedeutung der 5 Elemente für die Gewichtsabnahme gelegt.

Es wird erklärt, wie jedes Element spezifische Eigenschaften hat, die mit verschiedenen Aspekten der Gewichtsabnahme zusammenhängen, wie Stoffwechsel, Sättigung, Entgiftung und Energiegewinnung.

Sie erhalten einen Einblick, wie die Anwendung der 5 Elemente bei der Zusammenstellung von Smoothies ihnen helfen kann, ihr Gewichtsabnahmeziel effektiv zu erreichen.

Kapitel 3: Prinzip 1: Das Holz-Element Dieses Kapitel widmet sich dem ersten Prinzip der 5 Elemente, dem Holz-Element. Hier erfahren Sie, wie das Holz-Element mit Reinigung und Entgiftung in Verbindung steht und warum diese Aspekte für die Gewichtsabnahme von Bedeutung sind. Es werden konkrete Anleitungen und Smoothie-Rezepte vorgestellt, die helfen, den Körper zu reinigen und zu entgiften.

Kapitel 4: Prinzip 2: Das Feuer-Element Im vierten Kapitel wird das Feuer-Element behandelt, das mit Stoffwechsel und Energie verbunden ist.

Sie erhalten Informationen darüber, wie sie ihren Stoffwechsel ankurbeln und ihre Energie steigern können, um die Gewichtsabnahme zu unterstützen. Es werden Smoothie-Rezepte vorgestellt, die den Stoffwechsel anregen und Energie liefern.

Kapitel 5: Prinzip 3: Das Erde-Element In diesem Kapitel wird das Erde-Element und seine Bedeutung für die Sättigung und Balance behandelt. Sie erfahren, wie eine ausgewogene Ernährung zur Sättigung beitragen kann und wie Smoothies dabei helfen können, die Balance im Körper aufrechtzuerhalten. Es werden Smoothie-Rezepte vorgestellt, die sättigend sind und zur Balance beitragen.

Kapitel 6: Prinzip 4: Das Metall-Element in diesem Kapitel konzentriert sich auf das Metall-Element und seine Bedeutung für den Stoffwechsel und die Entgiftung. Sie erfahren, wie sie ihren Stoffwechsel optimieren und den Körper von Giftstoffen befreien können, um die Gewichtsabnahme zu unterstützen. Es werden Smoothie-Rezepte präsentiert, die entgiftende Eigenschaften haben und den Stoffwechsel anregen.

Kapitel 7: Prinzip 5: Das Wasser-Element Im siebten Kapitel wird das Wasser-Element behandelt, das mit der Flüssigkeitszufuhr und der Unterstützung der Ausscheidungsfunktionen verbunden ist.

Sie lernen, wie wichtig eine ausreichende Flüssigkeitszufuhr für die Gewichtsabnahme ist und wie Smoothies dazu beitragen können, den Körper mit ausreichend Wasser zu versorgen. Es werden erfrischende Smoothie-Rezepte vorgestellt, die die Flüssigkeitszufuhr erhöhen und die Ausscheidungsfunktionen unterstützen.

Kapitel 8: Die Integration der 5 Elemente in den Alltag In diesem Kapitel wird erläutert, wie die 5 Elemente der Erfolgskur in den Alltag integriert werden können. Sie erhalten praktische Tipps und Anleitungen, wie sie die Prinzipien der 5 Elemente in ihrer Ernährung und ihrem Lebensstil umsetzen können, um langfristig ihre Gewichtsabnahmeziele zu erreichen. Es werden Strategien für die Mahlzeitenplanung, Einkaufstipps und Ratschläge für die Umsetzung im Alltag gegeben.

Mit dem ersten Teil des Buches werden Sie umfassend über

die grundlegenden Konzepte und Prinzipien der 5 Elemente der Erfolgskur informiert.

Sie erhalten wertvolles Wissen darüber, wie Sie Smoothies gleichzeitig nutzen können, um ihre Gewichtsabnahmeziele zu erreichen und den Körper optimal zu unterstützen.

Sie werden ermutigt, die folgenden Kapitel aufmerksam zu lesen und die praktischen Ratschläge und Rezepte in die Tat umzusetzen, um ihre individuellen Erfolge zu erzielen.

A. DIE 5 ELEMENTE DER ERFOLGSKUR IM ÜBERBLICK

Die 5 Elemente der Erfolgskur bilden das zentrale Konzept des Buches „Smoothie-Magie für die Gewichtsabnahme: Die 5 Elemente der Erfolgskur".

In diesem Abschnitt erhalten Sie einen umfassenden Überblick über die einzelnen Elemente und ihre Bedeutung für die Gewichtsabnahme.

● *Holz-Element:*

Das Holz-Element ist mit Reinigung und Entgiftung verbunden. Es spielt eine wichtige Rolle bei der Unterstützung der Leberfunktion und der Entfernung von Giftstoffen aus dem Körper.

Smoothies, die auf dem Holz-Element basieren, enthalten Zutaten wie **grünes Blattgemüse**, **Kräuter** und entgiftende Lebensmittel, um den Körper zu reinigen und zu entgiften.

- ## *Feuer-Element:*

Das Feuer-Element ist eng mit dem Stoffwechsel und der Energieproduktion verbunden. Es hilft dabei, den Stoffwechsel anzukurbeln und die Fettverbrennung zu unterstützen.

Smoothies, die auf dem Feuer-Element basieren, enthalten Zutaten wie **Gewürze, scharfe Früchte und thermogene Lebensmittel**, um den Stoffwechsel anzufeuern und Energie zu liefern.

● *Erde-Element:*

Das Erde-Element steht für Sättigung und Balance. Es spielt eine wichtige Rolle bei der Regulation des Appetits und der Aufrechterhaltung eines stabilen Blutzuckerspiegels.

Smoothies, die auf dem Erde-Element basieren, enthalten ballaststoffreiche Zutaten wie **Haferflocken, Nüsse, Samen und Obst**, um ein langanhaltendes Sättigungsgefühl zu fördern und die Balance im Körper zu unterstützen.

- *Metall-Element:*

Das Metall-Element ist mit dem Stoffwechsel und der Entgiftung verbunden. Es hilft dabei, den Körper von Schadstoffen zu befreien und den Stoffwechsel zu optimieren.

Smoothies, die auf dem Metall-Element basieren, enthalten Zutaten wie grünes **Gemüse, Algen und Lebensmittel mit entgiftenden Eigenschaften**, um den Körper zu entlasten und den Stoffwechsel zu unterstützen.

● *Wasser-Element:*

Das Wasser-Element ist mit der Flüssigkeitszufuhr und der Ausscheidungsfunktion verbunden. Es spielt eine wichtige Rolle bei der Hydratisierung des Körpers und der Unterstützung der Ausscheidung von Toxinen.

Smoothies, die auf dem Wasser-Element basieren, enthalten wasserreiche Zutaten wie **Gurke, Wassermelone und Kokoswasser**, um den Körper ausreichend mit Flüssigkeit zu versorgen und die Ausscheidungsfunktionen zu unterstützen.

Durch die Kombination der 5 Elemente der Erfolgskur in der Ernährung können Sie ihre Gewichtsabnahmeziele auf ganzheitliche Weise angehen.

Jedes Element spielt eine wichtige Rolle und bietet spezifische Vorteile für den Körper. Indem sie Smoothies entsprechend den einzelnen Elementen zusammenstellen, können Sie eine ausgewogene Ernährung erreichen und ihren Körper optimal unterstützen.

B. ZUSAMMENHANG ZWISCHEN DEN ELEMENTEN UND KÖRPERGEWICHT

1.　Holz-Element und Körpergewicht:

Das Holz-Element ist eng mit dem Stoffwechsel und der Fettverbrennung verbunden. Ein unausgeglichenes Holz-Element kann zu einem trägen Stoffwechsel führen, der die Gewichtsabnahme erschwert. Durch die Integration holzbasierter Smoothies in die Ernährung können bestimmte Nährstoffe und Enzyme gefördert werden, die den Stoffwechsel ankurbeln und die Fettverbrennung unterstützen. Sie erfahren, wie sie diese Smoothies in ihre tägliche Routine einbeziehen können, um ihren Stoffwechsel zu optimieren und das Körpergewicht zu regulieren.

2.   Feuer-Element und Körpergewicht:

Das Feuer-Element spielt eine wichtige Rolle beim Energieverbrauch und der Regulation des Körpergewichts. Ein ausgeglichenes Feuer-Element fördert einen effizienten Stoffwechsel und eine optimale Kalorienverbrennung.

Wenn das Feuer-Element im Ungleichgewicht ist, kann es zu einer verringerten Stoffwechselrate und einer geringeren Energieproduktion führen, was zu Gewichtszunahme führen kann.

Durch die Integration von **feurigen Smoothies**, die auf das Feuer-Element abgestimmt sind, können Sie Ihren Stoffwechsel ankurbeln und die Fettverbrennung unterstützen.

3. Erde-Element und Körpergewicht:

Das Erde-Element spielt eine wichtige Rolle bei der Nährstoffaufnahme, der Verdauung und der Regulierung des Appetits.

Ein unausgeglichenes Erdelement kann zu Verdauungsproblemen, Heißhungerattacken und einem gesteigerten Verlangen nach ungesunden Lebensmitteln führen, was zu Gewichtszunahme führen kann.

Durch die Integration erdebasierter Smoothies in die Ernährung können Sie ihre Verdauung unterstützen, ein Sättigungsgefühl fördern und eine ausgewogene Nährstoffaufnahme gewährleisten.

Die Smoothies enthalten ballaststoffreiche Zutaten, die **den Blutzuckerspiegel stabilisieren** und dazu beitragen, **dass man sich länger satt fühlt**, was zu einem gesunden Körpergewicht beiträgt.

4. Metall-Element und Körpergewicht:

Das Metall-Element ist mit dem Stoffwechsel, der Entgiftung und dem Gleichgewicht im Körper verbunden.

Ein unausgeglichenes Metall-Element kann zu einem gestörten Stoffwechsel und einer Beeinträchtigung der Entgiftungsprozesse führen, was die Gewichtsabnahme erschweren kann.

Durch die Integration von metallbasierten Smoothies in die Ernährung können Sie ihren Stoffwechsel ankurbeln, den Körper entgiften und die Fettverbrennung optimieren. Die Smoothies enthalten entgiftende Zutaten wie **grünes Gemüse und Algen**, die helfen, den Körper von Giftstoffen zu befreien und das Körpergewicht zu regulieren.

5.   Wasser-Element
und Körpergewicht:

Das Wasser-Element ist mit der Flüssigkeitszufuhr, der Hydratation und der Ausscheidungsfunktion des Körpers verbunden.

Ausreichende Flüssigkeitszufuhr spielt eine wichtige Rolle bei der Gewichtsabnahme, da sie den Stoffwechsel unterstützt, den Körper entgiftet und das Sättigungsgefühl fördert.

Durch die Integration von wasserbasierten Smoothies in die Ernährung können Sie ihren Körper optimal hydrieren, den Stoffwechsel anregen und die Ausscheidung von Giftstoffen fördern. Die Smoothies enthalten wasserreiche Zutaten wie Gurke, Wassermelone und Kokoswasser, die dazu beitragen, ein gesundes Körpergewicht zu erhalten.

In diesem Abschnitt des Buches wird der Zusammenhang zwischen den einzelnen Elementen und dem Körpergewicht erläutert.

Sie erfahren, wie ein Ungleichgewicht in einem oder mehreren Elementen zur Gewichtszunahme führen kann und wie sie durch die gezielte Integration von Smoothies, die auf die einzelnen Elemente abgestimmt sind, ihren Stoffwechsel ankurbeln, die Verdauung unterstützen, das Sättigungsgefühl fördern und die Fettverbrennung optimieren können.

1. PRINZIP 1: HOLZ-ELEMENT – REINIGUNG UND ENTGIFTUNG

Im ersten Prinzip der Erfolgskur steht das Holz-Element im Mittelpunkt.

Dieses Element ist eng mit der Reinigung und Entgiftung des Körpers verbunden. Eine effektive Reinigung und Entgiftung unterstützt den Stoffwechsel, fördert die Fettverbrennung und bereitet den Körper optimal auf die Gewichtsabnahme vor.

In diesem Abschnitt des Buches stelle ich Ihnen verschiedene Ansätze und Methoden zur Reinigung und Entgiftung vor.

1. **Warum Reinigung und Entgiftung wichtig sind:** Sie erfahren, warum eine regelmäßige Reinigung und Entgiftung des Körpers essentiell für die Gewichtsabnahme ist.

   Giftstoffe und Schlacken können den Stoffwechsel verlangsamen, den Energiefluss blockieren und die Fettverbrennung hemmen.

   Durch eine gezielte Reinigung und Entgiftung können diese Hindernisse beseitigt werden, um den Körper auf den

Gewichtsverlust vorzubereiten.

2. **Ernährung für die Reinigung und Entgiftung:**
In diesem Abschnitt werden die besten Lebensmittel und Nährstoffe für die Reinigung und Entgiftung des Körpers vorgestellt.
Sie erfahren, welche Lebensmittel besonders entgiftend wirken, den Stoffwechsel ankurbeln und die Ausscheidung von Schadstoffen fördern.
Es werden Tipps und Rezepte für holzbasierte Smoothies präsentiert, die spezielle Zutaten enthalten, um die Reinigung und Entgiftung zu unterstützen.
Darüber hinaus werden Empfehlungen gegeben, wie man während der Reinigungsphase seine Ernährung anpassen kann, um den Körper bestmöglich zu unterstützen.

3. **Detox-Methoden und -Praktiken:**

In diesem Abschnitt werden verschiedene Detox-Methoden und -Praktiken vorgestellt, die zur Reinigung und Entgiftung des Körpers beitragen können.
Sie erhalten einen Überblick über verschiedene Ansätze wie **Saftfasten, grüne Smoothie-Kuren, Kräutertees, Darmreinigung und Leberreinigung**. Es werden Anleitungen und Empfehlungen gegeben, wie man diese Methoden sicher und effektiv durchführen kann, um den Körper von schädlichen Toxinen zu befreien und die Gesundheit zu verbessern.

4. **Bewegung und Aktivität für die Reinigung und Entgiftung:** Neben der Ernährung spielt auch Bewegung eine wichtige Rolle bei der Reinigung und Entgiftung des Körpers. In diesem Abschnitt werden verschiedene Formen körperlicher Aktivität vorgestellt, die den Entgiftungsprozess unterstützen können. Dazu gehören beispielsweise Yoga-Übungen, die die Durchblutung und

den Lymphfluss anregen, sowie Ausdauersportarten wie Laufen oder Schwimmen, die den Stoffwechsel anregen und zur Entgiftung beitragen. Sie erhalten auch Tipps für die Integration von Bewegung in ihren Alltag, um den Reinigungsprozess zu unterstützen.

5. **Entspannung und Stressbewältigung:** Stress kann sich negativ auswirken. In diesem Abschnitt stelle ich Ihnen verschiedene Entspannungstechniken und Stressbewältigungsstrategien vor, die den Körper bei der Reinigung unterstützen. Sie erfahren, wie sie Stress reduzieren können, um den Körper in einen entspannten Zustand zu versetzen, der die Reinigung und Entgiftung begünstigt. Dazu gehören Methoden wie Meditation, Atemübungen, Yoga und Stressmanagement-Techniken. Es werden praktische Tipps gegeben, wie man diese Techniken in den Alltag integrieren kann, um den Reinigungsprozess optimal zu unterstützen.

6. **Hilfsmittel zur Reinigung und Entgiftung:** In diesem Abschnitt stelle ich Ihnen verschiedene Hilfsmittel und Ergänzungen vor, die den Reinigungs- und Entgiftungsprozess unterstützen können. Dazu gehören beispielsweise Kräuter und Nahrungsergänzungsmittel, die die Ausscheidung von Toxinen fördern oder die Leber- und Nierenfunktion unterstützen. Sie erhalten Informationen über verschiedene hilfreiche Substanzen wie **Chlorophyll, Chlorella, Bitterstoffe und bestimmte Kräuterextrakte**. Es werden Empfehlungen gegeben, wie diese Hilfsmittel sicher und effektiv eingesetzt werden können, um den Reinigungsprozess zu intensivieren und den Körper bestmöglich zu unterstützen.

7. **Reinigung und Entgiftung im Alltag integrieren:** In diesem Abschnitt wird aufgezeigt, wie man die

Reinigung und Entgiftung im Alltag integrieren kann, um langfristige Ergebnisse zu erzielen.

Sie erhalten praktische Tipps und Ratschläge, wie sie den Reinigungsprozess zu einer regelmäßigen Gewohnheit machen können.

Dazu gehören beispielsweise die Integration von entgiftenden Lebensmitteln in den Speiseplan, die regelmäßige Durchführung von Detox-Maßnahmen wie Saftfasten oder Kräutertee-Kuren sowie die gesunde und ausgewogene Ernährung.

Ich gebe Ihnen auch Hinweise, wie man mögliche Hindernisse und Herausforderungen bewältigen kann, um den Reinigungsprozess erfolgreich umzusetzen. **Mit diesem Prinzip der Reinigung und Entgiftung des Holz-Elements erhalten Sie wertvolle Informationen und praktische Anleitungen, um Ihren Körper von Toxinen zu befreien und den Stoffwechsel zu unterstützen.**

Durch die Umsetzung dieser Prinzipien können Sie Ihre Gesundheit und Ihr Wohlbefinden verbessern sowie effektiv zur Gewichtsabnahme beitragen.

1. Bedeutung der Reinigung und Entgiftung für die Gewichtsabnahme

Die Reinigung und Entgiftung des Körpers spielt eine entscheidende Rolle bei der Gewichtsabnahme. Giftstoffe und Schlacken, die sich im Körper ansammeln, können den Stoffwechsel verlangsamen, die Hormonproduktion beeinträchtigen und den Körper daran hindern, effektiv Fett zu verbrennen.

Daher ist es von großer Bedeutung, den Körper regelmäßig von diesen schädlichen Substanzen zu befreien.

- **Beschleunigung des Stoffwechsels:** Eine überlastete Leber und ein langsamer Stoffwechsel können dazu führen, dass der Körper überschüssige Kalorien in Fett umwandelt und es schwer macht, Gewicht zu verlieren. Durch eine gezielte Reinigung und Entgiftung können diese Organe entlastet und der Stoffwechsel angeregt werden.

  Dies ermöglicht es dem Körper, Nährstoffe effizienter zu verarbeiten, den Energieverbrauch zu steigern und überschüssiges Fett schneller zu verbrennen.

- **Eliminierung von Giftstoffen:** Der Körper ist täglich schädlichen Umweltgiften, Schadstoffen aus der Nahrung und Stoffwechselabfällen ausgesetzt. Diese Toxine können sich im Körper ansammeln und abnehmen. Durch die Reinigung und Entgiftung werden diese Giftstoffe ausgeschieden, was zu einer verbesserten Funktion der Organe führt und den Körper von innen heraus reinigt.

  Dies ermöglicht es dem Körper, effizienter zu arbeiten und den Gewichtsverlust zu verbessern.

- **Reduzierung von Entzündungen:** Entzündungen im Körper können dazu führen, dass der Körper Wasser einlagert und an Gewicht zunimmt. Durch eine gezielte Reinigung und Entgiftung können Entzündungsreaktionen reduziert werden.

  Dies geschieht durch die Ausscheidung von entzündungsfördernden Substanzen und die Aufnahme von entzündungshemmenden Nährstoffen.

  Eine Reduzierung von Entzündungen unterstützt nicht nur die Gewichtsabnahme, sondern trägt auch zu einer allgemeinen Verbesserung der Gesundheit bei.

- **Verbesserung der Nährstoffaufnahme:** Ein belasteter Darm kann die Nährstoffaufnahme beeinträchtigen und zu Nährstoffmangel führen, obwohl ausreichend Nahrung aufgenommen wird. Durch die Reinigung und Entgiftung des Darms können Verstopfungen und Ablagerungen entfernt werden, wodurch die Nährstoffaufnahme verbessert wird.

  Ein gut funktionierender Darm ermöglicht es dem Körper, die benötigten Nährstoffe aufzunehmen, um die Stoffwechselfunktionen zu optimieren und den Gewichtsverlust zu unterstützen.

Die Bedeutung der Reinigung und Entgiftung für die Gewichtsabnahme kann nicht genug betont werden.

Durch die Befreiung des Körpers von Toxinen, die Anregung des Stoffwechsels, die Reduzierung von Entzündungen und die Verbesserung der Nährstoffaufnahme wird der Körper in einen optimalen Zustand versetzt, um effektiv Gewicht zu verlieren.

Es ist jedoch wichtig zu beachten, dass die Reinigung und Entgiftung allein keine langfristige Gewichtsabnahme garantieren.

Sie sollten als Teil eines ganzheitlichen Ansatzes zur Gewichtsabnahme betrachtet werden, der auch eine gesunde Ernährung, körperliche Aktivität und einen ausgewogenen Lebensstil umfasst.

Indem Sie die Bedeutung der Reinigung und Entgiftung für die Gewichtsabnahme verstehen, können Sie gezielt Maßnahmen ergreifen, um Ihren Körper bei diesem Prozess zu unterstützen.

Durch die regelmäßige Durchführung von Reinigungs- und Entgiftungsmaßnahmen können Sie nicht nur Gewicht verlieren, sondern auch Ihre Gesundheit und Ihr Wohlbefinden verbessern.

Es ist ratsam, sich dabei von einem Fachexperten oder Ernährungsberater unterstützen zu lassen, um die richtigen Methoden und Techniken auszuwählen, die auf Ihre individuellen Bedürfnisse abgestimmt sind.

Der nachfolgende Teil des Buches wird sich nun spezifisch mit den praktischen Ansätzen zur Reinigung und Entgiftung befassen und Ihnen konkrete Anleitungen, Tipps und Rezepte bieten, um diese Prinzipien in Ihrem Alltag umzusetzen und Ihre Gewichtsabnahmeziele zu erreichen.

2.   Smoothie-Rezepte zur Unterstützung der Reinigung und Entgiftung

Smoothies sind eine hervorragende Möglichkeit, den Körper mit nährstoffreichen Zutaten zu versorgen und gleichzeitig die Reinigung und Entgiftung zu unterstützen.

In diesem Abschnitt werden verschiedene Smoothie-Rezepte vorgestellt, die speziell für diesen Zweck entwickelt wurden.

● GRÜNER DETOX-SMOOTHIE:

Dieser Smoothie ist reich an **grünem Blattgemüse wie Spinat oder Grünkohl**, die reich an Chlorophyll sind und helfen, Giftstoffe aus dem Körper zu entfernen. Fügen Sie zusätzlich Zitrusfrüchte wie **Zitrone oder Limette** hinzu, um den Stoffwechsel anzukurbeln, sowie **Ingwer**, der entzündungshemmende Eigenschaften hat. Ergänzen Sie den Smoothie mit einem Prise von **Chlorella oder Spirulina**, um die Entgiftung zu unterstützen.

● ROTE BEEREN-ANTIOXIDANTIEN-SMOOTHIE:

Dieser Smoothie ist vollgepackt mit antioxidativen Beeren wie **Himbeeren, Blaubeeren und Erdbeeren**, die helfen, freie Radikale zu bekämpfen und den Körper zu entgiften.

Fügen Sie zusätzlich ein Stück **Rote Bete** hinzu, die entgiftende Eigenschaften hat und die Leber unterstützt. Ergänzen Sie den Smoothie mit einem Handvoll **grünen Blattgemüse wie Mangold oder Grünkohl**, um weitere Nährstoffe hinzuzufügen.

• ANANAS-KURKUMA-ENTZÜNDUNGSHEMMENDER SMOOTHIE:

Dieser Smoothie kombiniert die entzündungshemmenden Eigenschaften von Kurkuma mit der Verdauungsförderung von Ananas. Fügen Sie zusätzlich **einen Teelöffel Kokosöl** hinzu, das hilft, Giftstoffe im Körper zu binden und auszuscheiden. Verfeinern Sie den Smoothie mit einem Prise **schwarzen Pfeffer,** um die Bioverfügbarkeit von **Kurkuma** zu erhöhen.

● DETOX-GRÜNER SMOOTHIE:

Dieser Smoothie enthält **eine Mischung aus grünem Blattgemüse** wie **Spinat oder Grünkohl, Gurke und Sellerie,** die reich an entgiftenden Eigenschaften sind.

Fügen Sie zusätzlich frische Minze hinzu, um den Geschmack zu verbessern und die Verdauung zu fördern. Ergänzen Sie den Smoothie mit einer **halben Avocado,** um gesunde Fette hinzuzufügen und die Nährstoffaufnahme zu verbessern.

KOKOSWASSER-ENTGIFTUNGS-SMOOTHIE:

Dieser Smoothie basiert auf erfrischendem **Kokoswasser**, das den Elektrolythaushalt ausgleicht und die Hydration unterstützt.

Fügen Sie zusätzlich **grünes Blattgemüse wie Mangold oder Rucola** hinzu, um Nährstoffe hinzuzufügen, sowie eine **Handvoll Beeren** für antioxidative Vorteile. Verfeinern Sie den Smoothie mit einem **Prise Matcha-Pulver**, um den Stoffwechsel anzukurbeln und die Entgiftung zu fördern.

2. PRINZIP 2: FEUER-ELEMENT - STOFFWECHSEL UND ENERGIE

Das Feuer-Element spielt eine wichtige Rolle bei der Gewichtsabnahme, da es mit dem Stoffwechsel und der Energieproduktion verbunden ist.

In diesem Abschnitt werden wir uns eingehend mit dem Feuer-Element und seiner Bedeutung für die Gewichtsabnahme befassen.

1. **Die Bedeutung des Feuer-Elements:** Das Feuer-Element symbolisiert Energie, Wärme und Transformation.

   Es steht in Verbindung mit dem Stoffwechsel, der Verdauung und der Fähigkeit des Körpers, Nahrung in Energie umzuwandeln.

   Ein gut funktionierender Stoffwechsel ist entscheidend für die Gewichtsabnahme, da er den Körper dazu befähigt, effizient Kalorien zu verbrennen und Fett zu reduzieren.

2. **Stoffwechsel anregen:** Um den Stoffwechsel zu optimieren und die Gewichtsabnahme zu fördern, ist es wichtig, bestimmte Maßnahmen zu ergreifen.

Dazu gehören **regelmäßige körperliche Aktivität**, die den Stoffwechsel ankurbelt und den Kalorienverbrauch steigert.

Ausreichend Schlaf und **Stressmanagement** sind ebenfalls wichtig, da sie den Stoffwechsel beeinflussen können.

Zusätzlich können bestimmte Lebensmittel und Gewürze den Stoffwechsel anregen, wie zB **Ingwer, Zimt, grüner Tee und scharfe Paprika**.

3. **Ernährung für den Stoffwechsel:** Die Wahl der richtigen Nahrungsmittel kann den Stoffwechsel unterstützen.

Konzentrieren Sie sich auf eine ausgewogene Ernährung mit **reichlich Obst, Gemüse, Vollkornprodukten und magerem Protein**. Vermeiden Sie fett- und zuckerreiche Lebensmittel, die den Stoffwechsel belasten können.

Darüber hinaus ist es wichtig, ausreichend **Wasser** zu trinken, um den Stoffwechsel zu unterstützen und den Körper mit ausreichend Flüssigkeit zu versorgen.

4. **Die Rolle des Feuer-Elements in der Energieversorgung:** Das Feuer-Element ist eng mit der Energieversorgung des Körpers verbunden. Eine ausreichende Energiezufuhr ist wichtig, um den Stoffwechsel aufrechtzuerhalten und körperliche Aktivität auszuüben.

Achten Sie darauf, **regelmäßig Mahlzeiten** einzunehmen **und Snacks** zu sich zu nehmen, die reich an Nährstoffen und Energie sind.

Wählen Sie gesunde Fette, komplexe Kohlenhydrate und ausreichend Protein, um Ihren Körper mit der benötigten Energie zu versorgen.

5. **Praktische Tipps zur Unterstützung des Feuer-Elements:**
- Beginnen Sie den Tag mit einem gesunden Frühstück, um

den Stoffwechsel zu aktivieren.

- Führen Sie regelmäßige Mahlzeiten ein und **vermeiden Sie längere Essenspausen**.
- Konzentrieren Sie sich auf Lebensmittel, die den Stoffwechsel ankurbeln, wie zB scharfe Gewürze oder proteinreiche Lebensmittel.
- Integrieren Sie Bewegung und körperliche Aktivität in Ihren Alltag, um den Stoffwechsel anzukurbeln und Energie zu erzeugen.

6. **Prinzipien der Feuer-Element-Ernährung:** Um das Feuer-Element in Ihrer Ernährung zu unterstützen und den Stoffwechsel zu verbessern, können Sie folgende Prinzipien befolgen:

- Essen Sie regelmäßig kleine, ausgewogene Mahlzeiten, um den Stoffwechsel aktiv zu halten.
- Wählen Sie Lebensmittel, die den Stoffwechsel anregen, wie zum Beispiel scharfe Gewürze, **Chili, Zimt oder Ingwer**.
- Achten Sie auf eine ausreichende Proteinversorgung, da Proteine den Stoffwechselprozess unterstützen und den Körper mit Energie versorgen.
- Vermeiden Sie zuckerhaltige Getränke und raffinierte Kohlenhydrate, da sie den Stoffwechsel verlangsamen können.
- Trinken Sie ausreichend **Wasser**, um den Stoffwechsel zu fördern und den Körper hydratisiert zu halten.

7. **Aktivitäten zur Stärkung des Feuer-Elements:** Neben der Ernährung können Sie auch verschiedene Aktivitäten in Ihren Alltag integrieren, um das Feuer-Element zu stärken und den Stoffwechsel anzukurbeln.

Dazu gehören:

- Regelmäßige körperliche Aktivität wie **Cardio-Training, Krafttraining oder Yoga**, um den Stoffwechsel zu steigern.
- Entspannungstechniken wie **Meditation oder**

Atemübungen, um Stress abzubauen und den Stoffwechsel zu regulieren.

- **Saunabesuche oder heiße Bäder**, um die körpereigene Wärme zu steigern und den Stoffwechsel zu aktivieren.

Indem Sie das Feuer-Element in Ihrer Ernährung und Lebensweise gezielt unterstützen, können Sie Ihren Stoffwechsel verbessern und mehr Energie für den Gewichtsverlust gewinnen.

Im nächsten Abschnitt des Buches werden wir uns auf das nächste Element, das Erde-Element, konzentrieren und Ihnen wertvolle Informationen und Tipps für eine erfolgreiche Gewichtsabnahme geben.

1. ZUSAMMENHANG ZWISCHEN EINEM AKTIVEN STOFFWECHSEL UND GEWICHTSABNAHME

Ein aktiver Stoffwechsel spielt eine entscheidende Rolle bei der Gewichtsabnahme. Je effizienter Ihr Stoffwechsel arbeitet, desto leichter fällt es Ihnen, Kalorien zu verbrennen und überschüssiges Körperfett abzubauen.

In diesem Abschnitt werden wir den Zusammenhang zwischen einem aktiven Stoffwechsel und Gewichtsabnahme genauer betrachten.

1. **Kalorienverbrauch und Energiebilanz:** Der Stoffwechsel ist der Prozess, bei dem Ihr Körper Kalorien aus der aufgenommenen Nahrung in Energie umwandelt.

   Ein aktiver Stoffwechsel erhöht den Kalorienverbrauch Ihres Körpers, selbst in Ruhephasen.

   Das bedeutet, dass Sie mehr Kalorien verbrennen, selbst wenn Sie sich nicht körperlich aktiv betätigen. **Eine negative Energiebilanz, bei der Sie mehr Kalorien verbrennen als Sie konsumieren, führt letztendlich zur**

Gewichtsabnahme.

2.
EINFLUSSFAKTOREN AUF DEN STOFFWECHSEL:

Es gibt verschiedene Faktoren, die Ihren Stoffwechsel beeinflussen können. Einige dieser Faktoren sind genetisch bedingt und schwer zu verändern, während andere durch Ihren Lebensstil beeinflusst werden können.

Zu den Faktoren, die den Stoffwechsel beeinflussen, gehören:

- **Körperzusammensetzung:** Muskelmasse verbrennt mehr Kalorien als Fettgewebe. Menschen mit einem höheren Muskelanteil haben in der Regel einen schnelleren Stoffwechsel.
- **Aktivitätslevel:** Regelmäßige körperliche Aktivität, einschließlich Ausdauertraining und Krafttraining, erhöht den Stoffwechsel und fördert den Kalorienverbrauch.
- **Ernährung:** Die Art und Weise, wie Sie essen, kann sich auf Ihren Stoffwechsel auswirken. Zum Beispiel kann eine proteinreiche Ernährung den Stoffwechsel anregen, während eine übermäßige Zufuhr von Zucker und verarbeiteten Lebensmitteln

den Stoffwechsel verlangsamen kann.

- **Alter:** Mit zunehmendem Alter nimmt der Stoffwechsel auf natürliche Weise ab, da der Körper weniger Muskelmasse aufbaut und weniger Energie benötigt.

3. **Strategien zur Steigerung des Stoffwechsels:** Glücklicherweise gibt es verschiedene Strategien, mit denen Sie Ihren Stoffwechsel steigern können, um die Gewichtsabnahme zu unterstützen.

Hier sind einige Tipps:

- **Regelmäßige körperliche Aktivität:** Integrieren Sie Ausdauertraining und Krafttraining in Ihre wöchentliche Routine, um den Stoffwechsel anzukurbeln und Muskelmasse aufzubauen.
- **High-Intensity Interval Training (HIIT):** HIIT-Workouts, die kurze, intensive Trainingseinheiten mit Phasen der Erholung kombinieren, können den Stoffwechsel effektiv ankurbeln und den Kalorienverbrauch erhöhen.
- **Ausreichende Proteinversorgung:** Eine proteinreiche Ernährung kann den Stoffwechsel anregen, denn es wird mehr Energie benötigt, um Proteine zu verdauen und zu verarbeiten.
- **Widerstandstraining:** Durch regelmäßiges Krafttraining können Sie Muskelmasse aufbauen oder erhalten, was Ihren Stoffwechsel langfristig steigert.
- **Ausreichende Flüssigkeitszufuhr:** Trinken Sie ausreichend Wasser, um den Stoffwechsel zu unterstützen und den Körper hydratisiert zu halten.
- **Gesunde Ernährungsgewohnheiten:** Achten Sie auf eine ausgewogene Ernährung mit ausreichend **Obst, Gemüse, Vollkornprodukten und gesunden Fetten.** Vermeiden Sie übermäßigen **Konsum von zuckerhaltigen Getränken und verarbeiteten**

> **Lebensmitteln, da sie den Stoffwechsel negativ beeinflussen.**
>
> - **Ausreichend Schlaf:** Schlafmangel kann den Stoffwechsel beeinträchtigen. Sorgen Sie für eine ausreichende Schlafdauer und Qualität, um Ihren Stoffwechsel zu unterstützen.

Indem Sie diese Strategien zur Steigerung des Stoffwechsels in Ihren Alltag integrieren, können Sie den Kalorienverbrauch erhöhen und Ihre Gewichtsabnahmeziele effektiver erreichen.

Ein aktiver Stoffwechsel ist nicht nur vorteilhaft für die Gewichtsabnahme, sondern auch für Ihre allgemeine Gesundheit und Ihr Wohlbefinden.

Im nächsten Abschnitt des Buches werden wir uns auf das nächste Element, das Erde-Element, konzentrieren und Ihnen weitere Informationen und Tipps für eine erfolgreiche Gewichtsabnahme geben.

2. SMOOTHIE-REZEPTE ZUR STEIGERUNG DES STOFFWECHSELS UND ZUR ENERGIEGEWINNUNG

Smoothies sind eine köstliche und praktische Möglichkeit, Ihren Stoffwechsel anzukurbeln und Energie zu gewinnen.

Sie können mit gesunden Zutaten zubereitet werden, die den Stoffwechsel stimulieren und Ihnen einen natürlichen Energieschub verleihen.

In diesem Abschnitt finden Sie einige erfrischende Smoothie-Rezepte, die speziell darauf abzielen, Ihren Stoffwechsel zu steigern und Ihnen dabei zu helfen, Ihr Energielevel zu erhöhen.

1. GRÜNER POWER-SMOOTHIE:

<u>Zutaten:</u>

- 1 Handvoll Spinat
- 1 reife Banane
- 1/2 Avocado
- 1 Tasse Kokoswasser
- 1 Teelöffel Chiasamen
- Saft einer halben Zitrone

<u>Zubereitung:</u> Geben Sie alle Zutaten in einen Mixer und mixen Sie sie, bis eine cremige Konsistenz entsteht. Trinken Sie diesen grünen Power-Smoothie am Morgen, um Ihren Stoffwechsel anzukurbeln und mit Energie in den Tag zu starten.

2. BEEREN-BRENNER-SMOOTHIE:

<u>Zutaten:</u>

- 1 Tasse gemischte Beeren (zB Erdbeeren, Himbeeren, Blaubeeren)
- 1 reife Birne
- 1/2 Tasse griechischer Joghurt
- 1 Teelöffel Honig
- 1 Teelöffel Leinsamen

<u>Zubereitung:</u> Mischen Sie alle Zutaten in einem Mixer, bis sie gut verrührt sind. Dieser Beeren-Brenner-Smoothie liefert Ihnen Antioxidantien und Ballaststoffe, um Ihren Stoffwechsel anzukurbeln und gleichzeitig für dauerhafte Energie zu sorgen.

3.   INGWER-ZITRONEN-KICK:

<u>Zutaten:</u>

- 1 Tasse Ananasstücke
- Saft einer halben Zitrone
- 1 Teelöffel frisch geriebener Ingwer
- 1/2 Tasse Kokosmilch
- 1 Teelöffel Honig

<u>Zubereitung:</u> Geben Sie alle Zutaten in einen Mixer und mixen Sie sie, bis sie eine glatte Konsistenz haben. Dieser erfrischende Ingwer-Zitronen-Kick-Smoothie ist perfekt, um Ihren Stoffwechsel anzukurbeln und Ihnen einen Energieschub zu geben.

4. PAPAYA-PROTEIN-POWER:

<u>Zutaten:</u>

- 1 Tasse Papayawürfel
- 1 reife Banane
- 1/2 Tasse griechischer Joghurt
- 1 Esslöffel Mandelbutter
- 1 Teelöffel Honig
- 1/2 Tasse Mandelmilch

<u>Zubereitung:</u> Mischen Sie alle Zutaten in einem Mixer, bis sie gut verrührt sind. Dieser Papaya-Protein-Power-Smoothie enthält hochwertige Proteine und gesunde Fette, um Ihren Stoffwechsel anzukurbeln und gleichzeitig für dauerhafte Energie zu sorgen.

Genießen Sie diese köstlichen Smoothie-Rezepte als Teil Ihrer täglichen Ernährung, um Ihren Stoffwechsel anzukurbeln und Ihre Energie zu steigern.

Die in den Smoothies enthaltenen Zutaten wie **grünes Blattgemüse, Beeren, Zitrusfrüchte, Ingwer und gesunde Fette** haben positive Auswirkungen auf den Stoffwechsel und können dabei helfen, den Energieverbrauch des Körpers zu erhöhen.

Diese Smoothie-Rezepte enthalten auch Ballaststoffe, die die

Verdauung unterstützen und das Sättigungsgefühl fördern können.

Durch die Kombination von Obst, Gemüse, Proteinen und gesunden Fetten erhalten Sie eine ausgewogene Mischung an Nährstoffen, die Ihren Körper mit Energie versorgt und gleichzeitig den Stoffwechsel ankurbelt.

Sie können diese Smoothies als schnelles Frühstück, als erfrischenden Snack oder sogar als Ersatz für eine Mahlzeit genießen.

Experimentieren Sie mit den Zutaten und passen Sie die Rezepte an Ihren persönlichen Geschmack an.

Sie können auch weitere Superfoods wie Chiasamen, Leinsamen oder Kokosöl hinzufügen, um den Nährwert weiter zu steigern.

Indem Sie dieses Smoothie-Rezept regelmäßig in Ihre Ernährung integrieren, können Sie Ihren Stoffwechsel ankurbeln, Ihr Energielevel steigern und gleichzeitig die Gewichtsabnahme unterstützen.

Kombinieren Sie die Smoothies mit einer insgesamt gesunden und ausgewogenen Ernährung, regelmäßiger körperlicher Aktivität, um optimale Ergebnisse zu erzielen.

Im nächsten Abschnitt des Buches werden wir uns auf das nächste Element, das Erde-Element, konzentrieren und Ihnen weitere Informationen und Tipps für eine erfolgreiche Gewichtsabnahme geben.

5. PRINZIP 3: ERDE-ELEMENT - SÄTTIGUNG UND BALANCE

Das Erde-Element spielt eine wichtige Rolle bei der Gewichtsabnahme, da es mit Sättigung und Balance in Verbindung gebracht wird.

In diesem Abschnitt werden wir uns darauf konzentrieren, wie Sie das Erde-Element nutzen können, um Ihre Essgewohnheiten zu verbessern und ein dauerhaftes Sättigungsgefühl zu erreichen.

1. **Bewusstes Essen:** Nehmen Sie sich Zeit für Ihre Mahlzeiten und essen Sie bewusst. Konzentrieren Sie sich auf den Geschmack, die Textur und das Aroma Ihrer Speisen. Essen Sie langsam und kauen Sie gründlich, um eine bessere Verdauung und Sättigung zu fördern.
2. **Ballaststoffreiche Nahrungsmittel**, wie **Vollkornprodukte, Hülsenfrüchte, Gemüse und Obst, in Ihre** Ernährung integrieren. Ballaststoffe sorgen für eine langsamere Verdauung und halten Sie länger satt.

Sie tragen auch zur Aufrechterhaltung eines

stabilen Blutzuckerspiegels bei, was dazu beiträgt, Heißhungerattacken zu vermeiden.

3. **Ausgewogene Mahlzeiten:** Stellen Sie sicher, dass Ihre Mahlzeiten eine ausgewogene Kombination aus Proteinen, Kohlenhydraten und gesunden Fetten enthalten.

Dies hilft, den Blutzuckerspiegel stabil zu halten und das Sättigungsgefühl zu verlängern. Fügen Sie beispielsweise mageres Protein wie **Huhn, Fisch oder Tofu** zu Ihren Mahlzeiten hinzu und kombinieren Sie es mit einer Portion Vollkorngetreide und einer Vielzahl von Gemüse.

4. **Portionen kontrollieren:** Achten Sie auf die Größe Ihrer Portionen, um eine übermäßige Kalorienaufnahme zu vermeiden.

Verwenden Sie **kleinere Teller und Schüsseln**, um visuell größere Portionen zu erzeugen.

Beachten Sie auch Ihr Sättigungsgefühl und hören Sie darauf, zu essen, wenn Sie sich angenehm satt fühlen, anstatt übermäßig zu essen.

5. **Regelmäßige Mahlzeiten:** Halten Sie einen regelmäßigen Mahlzeitenrhythmus ein und überspringen Sie keine Mahlzeiten.

Dies hilft, Ihren Stoffwechsel aufrechtzuerhalten und Heißhungerattacken vorzubeugen. Planen Sie gesunde Snacks zwischen den Mahlzeiten, um den Blutzuckerspiegel stabil zu halten und ein konstantes Energieniveau aufrechtzuerhalten.

6. **Flüssigkeitszufuhr:** Trinken Sie ausreichend Wasser, um den Körper hydratisiert zu halten. Manchmal kann Durst mit Hunger verwechselt werden, daher ist es wichtig, ausreichend Wasser zu trinken, um dieses Missverständnis zu vermeiden.

Wasser hilft auch dabei, Giftstoffe aus dem Körper zu spülen und die Verdauung zu unterstützen.

7. **Achtsames Essen:** Üben Sie achtsames Essen, indem Sie sich auf den Moment konzentrieren und Ihre Mahlzeiten ohne Ablenkungen wie Fernsehen oder Handy genießen.

Nehmen Sie bewusst wahr, wie Sie sich während des Essens fühlen und achten Sie auf Sättigungs- und Hungergefühle. Dies kann Ihnen helfen, ein besseres Verständnis für Ihre Körpersignale zu entwickeln und übermäßiges Essen zu vermeiden.

Indem Sie das Erde-Element und diese Prinzipien in Ihre Gewichtsabnahme-Strategie einbeziehen, können Sie ein dauerhaftes Sättigungsgefühl erreichen und Ihre Essgewohnheiten ins Gleichgewicht bringen.

Im nächsten Abschnitt des Buches werden wir uns auf das Metall-Element konzentrieren und Ihnen weitere Einblicke und Tipps geben, um Ihre Gewichtsabnahmeziele zu erreichen.

1. BEDEUTUNG EINER AUSGEWOGENEN ERNÄHRUNG FÜR DIE SÄTTIGUNG UND DAS GEWICHT

Eine ausgewogene Ernährung spielt eine entscheidende Rolle, wenn es um Sättigung und Gewichtsmanagement geht.

Indem Sie Ihrem Körper die richtigen Nährstoffe in den richtigen Mengen zuführen, können Sie ein dauerhaftes Sättigungsgefühl erreichen und gleichzeitig Ihre Gewichtsziele unterstützen.

Hier sind einige Gründe, warum eine ausgewogene Ernährung wichtig ist:

1. **Nährstoffreiche Lebensmittel:** Eine ausgewogene Ernährung besteht aus einer Vielzahl nährstoffreicher Lebensmittel wie Obst, Gemüse, Vollkornprodukten, magerem Protein und gesunden Fetten.

Diese Lebensmittel liefern eine breite Palette an Vitaminen,

Mineralstoffen, Ballaststoffen und Antioxidantien, die für eine optimale Gesundheit und Sättigung wichtig sind.

2. **Ballaststoffe für die Sättigung**: Ballaststoffe spielen eine wichtige Rolle bei der Sättigung und Gewichtsabnahme.

Sie sind in Lebensmitteln wie **Vollkornprodukten, Hülsenfrüchten, Obst und Gemüse** enthalten. Ballaststoffe erhöhen das Volumen der Nahrung und sorgen für ein langanhaltendes Sättigungsgefühl.

Sie helfen auch dabei, den Blutzuckerspiegel stabil zu halten und Heißhungerattacken vorzubeugen.

3. **Protein für die Sättigung**: Proteinreiche Lebensmittel wie **mageres Fleisch, Fisch, Eier, Milchprodukt**e und pflanzliche Proteine tragen zur Sättigung bei. Protein hat eine höhere thermische Wirkung, was bedeutet, dass der Körper mehr Energie benötigt, um es zu verdauen. Es hält Sie länger satt und fördert den Erhalt und die Reparatur von Muskelgewebe.

4. **Gesunde Fette für die Sättigung**: Gesunde Fette wie **Avocados, Nüsse, Samen und gesunde Pflanzenöle wie Olivenöl oder Leinöl** spielen ebenfalls eine wichtige Rolle bei der Sättigung.

Sie sorgen für ein lang anhaltendes Sättigungsgefühl und helfen dabei, den Blutzuckerspiegel stabil zu halten.

Fette unterstützen zudem die Aufnahme von fettlöslichen Vitaminen und sorgen für eine gute Geschmacksqualität der Mahlzeiten.

5. **Ausreichende Flüssigkeitszufuhr**: Eine angemessene Flüssigkeitszufuhr ist wichtig, um den Körper hydratisiert zu halten.

Oftmals wird Durst mit Hunger verwechselt, daher kann ausreichend Trinken dazu beitragen, unnötige

Kalorienzufuhr zu vermeiden.

Wasser ist die beste Wahl, aber auch ungesüßte Tees und verdünnte Fruchtsäfte können zur Flüssigkeitszufuhr beitragen.

Eine ausgewogene Ernährung, die reich an nährstoffreichen Lebensmitteln, Ballaststoffen, Proteinen und gesunden Fetten ist, unterstützt ein dauerhaftes Sättigungsgefühl und hilft bei der Gewichtsabnahme.

Es ist wichtig, die Portionsgrößen im Auge zu behalten und auf das eigene Hunger- und Sättigungsgefühl zu achten. Eine ausgewogene Ernährung sollte auch mit regelmäßiger körperlicher Aktivität kombiniert werden, um optimale Ergebnisse zu erzielen.

2. SMOOTHIE-REZEPTE ZUR FÖRDERUNG DER SÄTTIGUNG UND ZUR STÄRKUNG DER BALANCE

Smoothies können eine leckere und gesunde Möglichkeit sein, die Sättigung zu unterstützen und eine ausgewogene Ernährung zu fördern.

Hier sind einige Smoothie-Rezepte, die Ihnen helfen können, ein lang anhaltendes Sättigungsgefühl zu erreichen und die Balance in Ihrer Ernährung zu stärken:

1. GRÜNER POWER-SMOOTHIE:

- Eine Handvoll frischer Spinat
- Eine halbe Banane
- Eine Tasse ungesüßte Mandelmilch
- Ein Esslöffel Mandelbutter
- Ein Teelöffel Chiasamen

Geben Sie alle Zutaten in einen Mixer und mixen Sie sie gut durch. Dieser Smoothie enthält Ballaststoffe aus Spinat und Chiasamen sowie gesunde Fette aus Mandeln. Er liefert auch Vitamine und Mineralstoffe aus Bananen und Mandelmilch.

2. BEEREN-PROTEIN-SMOOTHIE:

- Eine handvoll gemischte Beeren (zB Erdbeeren, Blaubeeren, Himbeeren)
- Eine halbe Tasse griechischer Joghurt
- Eine Tasse ungesüßte Mandelmilch
- Ein Esslöffel Mandelbutter
- Ein Teelöffel Honig (optional)

Mischen Sie alle Zutaten in einem Mixer, bis sie glatt sind. Dieser Smoothie enthält proteinreichen griechischen Joghurt und gesunde Fette aus Mandelbutter. Die Ballaststoffe in den Beeren tragen zur Sättigung bei, während der Geschmack von Honig für eine angenehme Süße sorgt.

3.

HAFERFLOCKEN-BANANEN-SMOOTHIE:

- Eine reife Banane
- Eine Tasse Haferflocken
- Eine Tasse ungesüßte Mandelmilch
- Ein Esslöffel Mandelbutter
- Ein Teelöffel Honig (optional)
- Ein Preis Zimt

Alle Zutaten in einem Mixer vermischen, bis sie glatt sind. Dieser Smoothie enthält Ballaststoffe aus Haferflocken und Banane sowie gesunde Fette aus Mandelbutter. Die Zugabe von Zimt und Honig verleiht dem Smoothie einen angenehmen Geschmack.

4. AVOCADO-KAKAO-SMOOTHIE:

- Eine reife Avocado
- Eine Tasse ungesüßte Mandelmilch
- Zwei Esslöffel ungesüßtes Kakaopulver
- Ein Teelöffel Honig oder Ahornsirup (optional)
- Ein Preis Meersalz

Alle Zutaten in einem Mixer mixen, bis sie glatt und cremig sind. Dieser Smoothie enthält gesunde Fette aus Avocado und Antioxidantien aus Kakao. Die cremige Textur und der schokoladige Geschmack machen ihn zu einer köstlichen und sättigenden Option.

Diese Smoothie-Rezepte sind nur einige Beispiele für Möglichkeiten, wie Sie die Sättigung und Balance mit leckeren und gesunden Zutaten fördern können. Experimentieren Sie gerne mit verschiedenen Früchten, Gemüse und Zusätzen, um Ihre eigenen Lieblings-Smoothies zu kreieren.

6. PRINZIP 4: METALL-ELEMENT - ENTGIFTUNG UND REGENERATION

Das Metall-Element spielt eine wichtige Rolle bei der Entgiftung und Regeneration des Körpers.

Es steht in Verbindung mit den Organen Lunge und Dickdarm, die für die Reinigung und den Stoffwechsel von Toxinen verantwortlich sind.

Hier sind einige Aspekte, die die Bedeutung des Metall-Elements für die Entgiftung und Regeneration hervorheben:

1. **Entgiftung der Lunge:** Die Lunge ist ein wesentliches Organ für die Entgiftung, da sie für den Gasaustausch verantwortlich ist. Durch die Atmung werden Schadstoffe, wie beispielsweise Schadstoffpartikel aus der Umwelt oder toxische Substanzen, aus dem Körper entfernt.

   Das Metall-Element unterstützt die Gesundheit der Lunge und fördert deren Funktion, indem es dazu beiträgt, die Atemwege zu reinigen und die Durchblutung zu verbessern.

2. **Regeneration des Dickdarms:** Der Dickdarm ist ein entscheidender Teil des Verdauungssystems und spielt eine wichtige Rolle bei der Ausscheidung von Abfallstoffen. Eine gesunde Funktion des Dickdarms ist entscheidend für die Entgiftung und den reibungslosen Ablauf des Stoffwechsels. Das Metall-Element hilft dabei, den Dickdarm zu regenerieren und seine Funktion zu optimieren, indem es eine gesunde Darmflora unterstützt und die Ausscheidung von Toxinen fördert.

3. **Unterstützung des Immunsystems:** Das Metall-Element ist eng mit dem Immunsystem verbunden und trägt zur Stärkung der Abwehrkräfte bei. Ein starkes Immunsystem ist wichtig für die Entgiftung, da es den Körper dabei unterstützt, schädliche Substanzen zu erkennen und zu eliminieren. Durch die Stärkung des Immunsystems kann das Metall-Element helfen, die körpereigene Entgiftungsfunktion zu verbessern und den Regenerationsprozess zu unterstützen.

4. **Ernährung für Entgiftung und Regeneration:** Eine ausgewogene Ernährung, die reich an nährstoffreichen Lebensmitteln ist, spielt eine wichtige Rolle bei der Unterstützung der Entgiftung und Regeneration des Körpers.

Lebensmittel wie grünes Blattgemüse, Kreuzblütlergemüse (zB Brokkoli, Kohl), Knoblauch, Zwiebeln und Zitrusfrüchte enthalten natürliche Verbindungen, die die Entgiftungsprozesse unterstützen. Smoothies, die diese Zutaten enthalten, können dazu beitragen, den Körper bei der Entgiftung zu unterstützen und die Regeneration zu fördern.

Die Betonung des Metall-Elements in der Ernährung und im Lebensstil kann dazu beitragen, die Entgiftung und Regeneration des Körpers zu fördern. Neben einer gesunden Ernährung sind auch ausreichende Bewegung, ausreichender

Schlaf und der Verzicht auf schädliche Substanzen wie Nikotin oder übermäßigen Alkoholkonsum wichtig, um die entgiftenden und regenerierenden Prozesse im Körper zu unterstützen.

1. WIE ENTGIFTUNG UND REGENERATION BEIM ABNEHMEN HELFEN KÖNNEN

Entgiftung und Regeneration spielen eine wichtige Rolle beim Abnehmen und können Ihnen dabei helfen, Ihre Gewichtsabnahmeziele zu erreichen.

Hier sind einige Wege, wie Entgiftung und Regeneration, die Sie auf Ihrem Abnehmweg unterstützen können:

1. **Unterstützung des Stoffwechsels:** Eine effiziente Entgiftung und Regeneration kann den Stoffwechsel verbessern. Wenn Ihr Körper von Toxinen und Abfallstoffen befreit ist, kann er Nährstoffe besser aufnehmen und verarbeiten. Ein optimierter Stoffwechsel trägt dazu bei, dass Ihr Körper effektiver Kalorien verbrennt und die Fettverbrennung unterstützt.

2. **Reduzierung von Entzündungen:** Entgiftung und Regeneration können Entzündungen im Körper reduzieren. Chronische Entzündungen können den Stoffwechsel beeinträchtigen und die Gewichtsabnahme erschweren. Durch die Reinigung und Regeneration des Körpers können Sie Entzündungen bekämpfen und eine gesunde Basis für den Gewichtsverlust schaffen.

3. **Verbesserung der Verdauung:** Eine effektive Entgiftung und Regeneration unterstützen eine gesunde Verdauung. Eine optimale Verdauung ist wichtig für die Aufnahme von Nährstoffen, die Energiegewinnung und die Ausscheidung von Abfallstoffen. Durch die Reinigung des Verdauungstrakts und die Förderung einer gesunden Darmflora können Sie Verstopfung, Blähungen und andere Verdauungsprobleme vorbeugen und eine bessere Nährstoffaufnahme sicherstellen.

4. **Reduzierung von Heißhungerattacken:** Entgiftung und Regeneration können dazu beitragen, Heißhungerattacken zu reduzieren.

Oftmals entstehen Heißhungerattacken aufgrund von Nährstoffmängeln oder einer unausgewogenen Ernährung.

Durch eine gezielte Entgiftung und Regeneration können Sie Ihren Körper mit den notwendigen Nährstoffen versorgen und das Verlangen nach ungesunden Snacks und Süßigkeiten verringern.

4. **Steigerung des Energielevels:** Entgiftung und Regeneration können zu einer Steigerung des Energielevels führen.

Wenn Ihr Körper von Giftstoffen befreit ist und sich regeneriert, fühlen Sie sich vitaler und haben mehr Energie für körperliche Aktivitäten.

Eine erhöhte Energie erleichtert es Ihnen, regelmäßig Sport zu treiben und Ihren Stoffwechsel anzukurbeln, was wiederum zu einer effektiven Gewichtsabnahme beiträgt.

6. **Unterstützung der Hormonbalance:** Entgiftung und Regeneration können auch die Hormonbalance unterstützen.

Hormone spielen eine wichtige Rolle beim Gewichtsmanagement, und ein Ungleichgewicht kann den Abnehmprozess erschweren.

Durch die Entgiftung des Körpers und die Förderung der

Regeneration können Sie dazu beitragen, das hormonelle Gleichgewicht wiederherzustellen und die Funktion des endokrinen Systems zu verbessern.

7. **Förderung einer positiven Einstellung:** Entgiftung und Regeneration können auch zu einer positiven Einstellung beitragen, die für den Erfolg beim Abnehmen entscheidend ist. Wenn Sie Ihren Körper entgiften und ihm die Regeneration ermöglichen, fühlen Sie sich möglicherweise frischer, gesünder und motivierter. Eine positive Einstellung kann Ihnen helfen, sich auf Ihre Ziele zu konzentrieren, Hindernisse zu überwinden und langfristige Veränderungen in Ihrem Lebensstil beizubehalten.

Entgiftung und Regeneration sind somit wichtige Unterstützungsfaktoren auf Ihrem Weg zur Gewichtsabnahme.

Durch die Reinigung und Regeneration Ihres Körpers können Sie Ihren Stoffwechsel optimieren, Entzündungen reduzieren, die Verdauung verbessern, Heißhungerattacken kontrollieren, das Energieniveau steigern, die Hormonbalance unterstützen und eine positive Einstellung fördern.

Integrieren Sie diese Prinzipien in Ihre Abnehmstrategie und profitieren Sie von den vielfältigen Vorteilen, die Entgiftung und Regeneration bieten.

2. SMOOTHIE-REZEPTE ZUR UNTERSTÜTZUNG DER ENTGIFTUNG UND REGENERATION

Smoothies sind eine köstliche und einfache Möglichkeit, Ihren Körper mit wichtigen Nährstoffen zu versorgen und gleichzeitig die Entgiftung und Regeneration zu fördern.

Hier sind einige erfrischende und gesunde Smoothie-Rezepte, die Ihnen dabei helfen können, Ihren Körper zu entgiften und zu regenerieren:

1.   GRÜNER DETOX-SMOOTHIE:

- <u>Zutaten:</u>
    - Handvoll Spinat
    - 1 Gurke
    - 1 grüner Apfel
    - Saft einer halben Zitrone
    - 1 TL frischer Ingwer
    - 1 Glas Kokoswasser

Geben Sie alle Zutaten in einen Mixer und mixen Sie sie zu einer glatten Konsistenz. Dieser grüne Detox-Smoothie ist reich an Antioxidantien, Vitaminen und Mineralstoffen, die zur Entgiftung beitragen und den Körper mit wertvollen Nährstoffen versorgen.

2. ROTE BEETE UND BEEREN-SMOOTHIE:

- <u>Zutaten:</u>
    - 1 kleine rote Beete (gekocht und gewürfelt)
    - Handvoll gemischte Biere (zB Himbeeren, Blaubeeren, Erdbeeren)
    - 1 Banane
    - 1 EL Chiasamen
    - 1 Glas Mandelmilch

Mischen Sie alle Zutaten in einem Mixer, bis sie eine cremige Konsistenz haben. Dieser Smoothie ist reich an Antioxidantien, Ballaststoffen und gesunden Fetten, die die Entgiftung unterstützen und zur Regeneration des Körpers beitragen.

3. INGWER-KURKUMA-SMOOTHIE:

- <u>Zutaten:</u>
  - 1 TL frischer Ingwer
  - 1 TL frisches Kurkuma
  - Saft einer halben Orange
  - 1 reife Mango
  - 1 Handvoll Spinat
  - 1 Glas Kokoswasser

Geben Sie alle Zutaten in einen Mixer und mixen Sie sie gründlich. Dieser Smoothie enthält entzündungshemmende Eigenschaften durch Ingwer und Kurkuma und liefert gleichzeitig wichtige Nährstoffe für die Regeneration des Körpers.

4. AVOCADO-KORIANDER-SMOOTHIE:

- <u>Zutaten:</u>
    - 1 reife Avocado
    - Handvoll frischer Koriander
    - Saft einer Limette
    - 1 Glas Kokoswasser
    - Preis Meersalz

Mischen Sie alle Zutaten im Mixer, bis sie eine cremige Konsistenz erreichen. Dieser Smoothie ist reich an gesunden Fetten, Vitaminen und Mineralstoffen, die zur Entgiftung und Regeneration beitragen.

Genießen Sie diese leckeren Smoothies als Teil Ihrer Entgiftungs- und Regenerationskur. Trinken Sie regelmäßig, um Ihren Körper mit wertvollen Nährstoffen zu versorgen und ihn auf natürliche Weise zu unterstützen.

7. PRINZIP 5: WASSER-ELEMENT - REINIGUNG UND VITALITÄT

Das Wasser-Element spielt eine wichtige Rolle bei der Reinigung und Vitalität unseres Körpers. Es ist eng mit den Funktionen des Lymphsystems und der Nieren verbunden, die für die Ausscheidung von Giftstoffen und die Aufrechterhaltung des Flüssigkeitshaushalts verantwortlich sind.

Hier sind einige Aspekte, die die Bedeutung des Wasser-Elements für die Gewichtsabnahme und allgemeine Gesundheit verstehen:

1. **Hydratation für eine effektive Entgiftung:** Ausreichende Hydratation ist entscheidend für eine effektive Entgiftung des Körpers. Wasser hilft dabei, Giftstoffe auszuspülen und die Ausscheidung über die Nieren zu unterstützen. Eine gute Hydratation verbessert den Stoffwechsel, fördert die Verdauung und hilft, überschüssiges Körperfett zu verlieren.

2. **Unterstützung des Flüssigkeitshaushalts und der Vitalität:** Wasser ist lebenswichtig für den Flüssigkeitshaushalt unseres Körpers und spielt eine

zentrale Rolle bei der Aufrechterhaltung der Vitalität. Eine ausreichende Hydratation hält unsere Zellen hydratisiert, unterstützt den Transport von Nährstoffen und Sauerstoff zu den Zellen und fördert die allgemeine Energie und Vitalität.

3. **Durst vs. Hunger:** Oftmals verwechseln wir Durst mit Hunger und essen unnötigerweise, obwohl unser Körper eigentlich nach Flüssigkeit verlangt. Durch das Trinken ausreichender Mengen an Wasser können wir dieses Missverständnis vermeiden und unnötige Kalorienzufuhr reduzieren. Dies unterstützt eine gesunde Gewichtsabnahme, da wir unserem Körper mit dem geben, was er wirklich braucht.

4. **Wasser als Teil eines ausgewogenen Ernährungsplans:** Wasser sollte ein integraler Bestandteil eines ausgewogenen Ernährungsplans sein. Es hilft, den Körper zu reinigen, den Stoffwechsel anzukurbeln, die Verdauung zu verbessern und den Appetit zu kontrollieren. Kombinieren Sie daher eine gesunde Ernährung mit ausreichender Wasserzufuhr, um die Effekte auf die Gewichtsabnahme zu maximieren.

5. **Wasserreiche Lebensmittel und Wasser:** Neben der direkten Wasserzufuhr können auch wasserreiche Lebensmittel wie Gurken, Wassermelonen, Zitrusfrüchte und grünes Blattgemüse zur ausreichenden Flüssigkeitszufuhr beitragen. Darüber hinaus können Sie Ihr Wasser mit frischen Früchten, Kräutern oder Gurkenscheiben aufpeppen, um einen erfrischenden Geschmack zu erhalten.

Die Bedeutung des Wasser-Elements für die Gewichtsabnahme und die allgemeine Gesundheit kann nicht unterschätzt werden. Stellen Sie sicher, dass Sie ausreichend Wasser trinken und es als einen wichtigen Bestandteil Ihrer gesamten Abnehmstrategie betrachten. Ein gut hydrierter Körper kann effektiver entgiften, den Stoffwechsel ankurbeln und die Vitalität steigern.

1. DIE BEDEUTUNG VON HYDRATION FÜR DEN ABNEHMPROZESS

Hydration und die ausreichende Versorgung des Körpers mit Flüssigkeit spielen eine entscheidende Rolle beim Abnehmen.

Hier sind einige Gründe, warum Hydration für den Abnehmprozess wichtig ist:

1. **Unterstützung des Stoffwechsels:** Eine ausreichende Flüssigkeitszufuhr ist entscheidend, um den Stoffwechsel anzukurbeln. Wasser ist an vielen Stoffwechselprozessen beteiligt und hilft dabei, Nährstoffe in Energie umzuwandeln. Ein gut funktionierender Stoffwechsel fördert die Fettverbrennung und erleichtert den Gewichtsverlust.

2. **Appetitkontrolle:** Oft verwechseln wir Durst mit Hunger und essen unnötigerweise, obwohl unser Körper eigentlich nach Flüssigkeit verlangt. Durch eine ausreichende Flüssigkeitszufuhr können wir dieses Missverständnis vermeiden und unseren Appetit besser kontrollieren. Dies kann dazu beitragen, die übermäßige Kalorienzufuhr zu reduzieren und somit den Gewichtsverlust zu unterstützen.

3. **Verbesserung der Verdauung:** Ausreichende Flüssigkeitszufuhr spielt eine wichtige Rolle bei der Verbesserung der Verdauung. Wasser hilft, den Stuhl weicher zu machen und die Darmbewegung zu fördern, was Verstopfung vorbeugt. Eine gesunde Verdauung ist entscheidend für einen effizienten Nährstoffabbau und -transport im Körper. Durch eine verbesserte Verdauung kann der Körper die aufgenommene Nahrung besser verwerten und somit den Gewichtsverlust unterstützen.

4. **Entgiftung und Ausscheidung:** Wasser spielt eine wesentliche Rolle bei der Entgiftung des Körpers und der Ausscheidung von Abfallstoffen. Es unterstützt die Nierenfunktion und hilft dabei, Giftstoffe und Stoffwechselabbauprodukte aus dem Körper zu spülen. Eine ausreichende Flüssigkeitszufuhr gewährleistet, dass diese Prozesse effizient ablaufen und somit die Gesundheit und den Gewichtsverlust fördern.

4. **Energie und Leistungsfähigkeit:** Dehydration kann zu Müdigkeit, Energiemangel und verbesserter körperlicher Leistungsfähigkeit führen. Wenn der Körper nicht ausreichend mit Flüssigkeit versorgt ist, können sich diese Symptome verstärken und den Abnehmprozess negativ beeinflussen. Durch eine gute Flüssigkeitszufuhr fühlen wir uns energiegeladen, können effektiver trainieren und sind motiviert, unseren Abnehmzielen nachzugehen.

5. **Regulation des Hungergefühls:** Wasser kann dabei auch helfen, das Hungergefühl zu regulieren. Oft empfinden wir Durst als Hunger und essen unnötigerweise. Indem wir regelmäßig Wasser trinken, können wir unseren Körper gut hydriert halten und das Hungergefühl reduzieren. Dadurch nehmen wir weniger Kalorien zu uns und fördern somit den gesamten Gewichtsverlust.

7. **Unterstützung des Hautbildes:** Eine ausreichende Flüssigkeitszufuhr hat auch positive Auswirkungen auf unser Hautbild. Wenn unser Körper gut mit Flüssigkeit versorgt ist, kann die Haut ihre Elastizität und Spannkraft

bewahren. Dehydrierte Haut wirkt hingegen oft trocken, schuppig und müde. Durch eine gute Flüssigkeitszufuhr tragen wir zur Gesundheit unserer Haut bei und fördern ein strahlendes Erscheinungsbild.

Eine ausgewogene Flüssigkeitszufuhr, vor allem in Form von Wasser, ist auch von großer Bedeutung für den Abnehmprozess. Es wird empfohlen, täglich ausreichend Wasser zu trinken, um den Körper gut hydriert zu halten.

Individuelle Bedürfnisse können je nach Alter, Geschlecht, Aktivitätsniveau und klimatischen Bedingungen variieren, aber eine grobe Orientierung ist, etwa 2-3 Liter Wasser pro Tag zu trinken.

Denken Sie daran, dass andere Getränke wie ungesüßter Kräutertee oder mit Obst und Gemüse reichere Smoothies auch zur Flüssigkeitszufuhr beitragen können.

Vermeiden Sie jedoch übermäßigen Konsum von zuckerhaltigen oder koffeinhaltigen Getränken, da diese dehydrierend wirken können. Sorgen Sie dafür, dass Hydration eine feste Gewohnheit in Ihrem Alltag wird, um Ihre Gesundheit, Ihren Gewichtsverlust und Ihr Wohlbefinden zu fördern.

2. SMOOTHIE-REZEPTE ZUR FÖRDERUNG DER HYDRATION UND ZUR STEIGERUNG DER VITALITÄT

Die Zubereitung aus erfrischenden und hydratisierenden Smoothies ist eine köstliche Möglichkeit, den Körper mit Flüssigkeit zu versorgen und gleichzeitig die Vitalität zu steigern.

Hier sind einige Smoothie-Rezepte, die Ihnen helfen können, optimal hydratisiert zu bleiben und sich vitalisiert zu fühlen:

1.
GURKENMELONEN-SMOOTHIE:

<u>Zutaten:</u>

- 1/2 Gurke, geschält und gewürfelt
- 1 Tasse gewürfelte Wassermelone
- 1 Handvoll frische Minzblätter
- Saft einer halben Limette

<u>Zubereitung:</u> Geben Sie alle Zutaten in einen Mixer und mixen Sie sie, bis eine glatte Konsistenz entsteht. Genießen Sie diesen erfrischenden Smoothie, der reich an Wasser und Elektrolyten ist und Ihren Körper mit Feuchtigkeit versorgt.

2. GRÜNER KOKOSNUSS-SMOOTHIE:

<u>Zutaten:</u>

- 1 Tasse frischer Spinat
- 1/2 Avocado
- 1 Banane
- 1 Tasse Kokoswasser
- 1 Teelöffel Chiasamen

<u>Zubereitung:</u> Geben Sie alle Zutaten in einen Mixer und mixen Sie sie, bis eine cremige Konsistenz entsteht. Dieser grüne Smoothie ist reich an Nährstoffen, Antioxidantien und Elektrolyten aus dem Kokoswasser, was zur Hydration beiträgt und Ihnen Vitalität verleiht.

3. BEEREN-KOKOS-SMOOTHIE:

<u>Zutaten:</u>

- 1 Tasse gemischte Beeren (zB Erdbeeren, Himbeeren, Blaubeeren)
- 1/2 Tasse Kokosmilch
- 1 Esslöffel Mandelbutter
- 1 Teelöffel Honig oder Agavendicksaft (optional)

Zubereitung: Geben Sie alle Zutaten in einen Mixer und mixen Sie sie, bis sie eine glatte Konsistenz erreichen. Dieser Smoothie ist reich an Antioxidantien und gesunden Fetten aus der Kokosmilch und Mandelbutter. Er hydratisiert Ihren Körper und sorgt für lange anhaltende Energie.

4.
WASSERMELONEN-KIWI-SMOOTHIE:

<u>Zutaten:</u>

- 2 Tassen gewürfelte Wassermelone
- 2 Kiwis, geschält und gewürfelt
- Saft einer Limette
- Einige Blätter frische Minze

Zubereitung: Geben Sie alle Zutaten in einen Mixer und mixen Sie sie, bis eine glatte Konsistenz entsteht. Dieser erfrischende Smoothie ist reich an Vitamin C und Mineralstoffen. Er hilft Ihnen, Ihren Flüssigkeitshaushalt zu optimieren und verleiht Ihnen Vitalität.

Genießen Sie diese Smoothie-Rezepte regelmäßig, um Ihren Körper optimal zu hydrieren und Ihre Vitalität zu steigern.

Experimentieren Sie auch mit eigenen Kreationen, indem Sie verschiedene Obst- und Gemüsesorten kombinieren und Ihre persönlichen Vorlieben berücksichtigen.

Machen Sie die Flüssigkeitszufuhr zu einem angenehmen und leckeren Erlebnis.

TEIL II: DIE SMOOTHIE-MAGIE FÜR DIE GEWICHTSABNAHME

In Teil II des Buches "Smoothie-Magie für die Gewichtsabnahme" werden wir uns intensiv mit der Smoothie-Magie befassen und lernen, wie wir diese köstlichen und nährstoffreichen Getränke gezielt zur Unterstützung unseres Abnehmprozesses einsetzen können.

Hier ist ein Überblick über die Themen, die in diesem Teil behandelt werden:

1. **Die Kraft der Smoothies für die Gewichtsabnahme:**
   - Einführung in die Wirksamkeit von Smoothies beim Abnehmen
   - Warum Smoothies eine gesunde und ausgewogene Ernährung unterstützen können
   - Vorteile der Verwendung von Smoothies als Mahlzeitenersatz oder Snackoption
2. **Auswahl der richtigen Zutaten für gewichtsreduzierende Smoothies:**
   - Überblick über nährstoffreiche Zutaten wie Obst,

Gemüse, Grünblätter und Superfoods

- Wie man die richtige Balance zwischen Kohlenhydraten, Proteinen und gesunden Fetten findet
- Tipps zur Verwendung von Ballaststoffen und Proteinquellen zur Unterstützung des Sättigungsgefühls

3. **Kreative Smoothie-Kombinationen für die Gewichtsabnahme:**
   - Rezepte für Smoothies, die den Stoffwechsel ankurbeln und die Fettverbrennung fördern
   - Smoothies mit entgiftenden Eigenschaften für eine gesunde Reinigung des Körpers
   - Sättigende Smoothies, die Heißhungerattacken vorbeugen und das Gewichtsmanagement unterstützen

4. **Integration von Smoothies in den Alltag:**
   - Tipps zur Vorbereitung und Aufbewahrung von Smoothie-Zutaten
   - Anpassung der Smoothies an individuelle Vorlieben und Bedürfnisse
   - Ideen für die Integration von Smoothies in den Tagesablauf und die Mahlzeitenplanung

5. **Langfristige Erfolge mit Smoothies:**
   - Die Bedeutung von Geduld und Nachhaltigkeit beim Abnehmen
   - Wie man Smoothies als Teil eines gesunden Lebensstils beibehalten kann
   - Strategien zur Überwindung von Hindernissen und zur Motivation während der Gewichtsabnahme-Reise

Dieser Teil des Buches bietet eine umfassende Anleitung zur Nutzung der Smoothie-Magie für die Gewichtsabnahme.

Sie werden lernen, wie Sie Ihre eigenen Smoothies zubereiten können, die Ihnen helfen, Ihre Ziele zu erreichen und sich gleichzeitig gesund und energiegeladen zu fühlen.

Mit den praktischen Tipps und köstlichen Rezepten sind Sie bestens gerüstet, um die Smoothie-Magie für Ihre Gewichtsabnahme zu nutzen und ein neues Level an Wohlbefinden zu erreichen.

AUSWAHL DER RICHTIGEN ZUTATEN

Die Auswahl der richtigen Zutaten ist von entscheidender Bedeutung, um gesunde und gewichtsreduzierende Smoothies zuzubereiten.

In diesem Abschnitt werden wir uns genauer mit den verschiedenen Zutatenkategorien und ihren Vorteilen für die Gewichtsabnahme befassen.

Hier sind einige wichtige Aspekte, die wir behandeln werden:

1. **Obst:**
   - Auswahl von frischem, reifem Obst für maximale Nährstoffdichte
   - Bevorzugung von Obstsorten mit einem niedrigen glykämischen Index, um den Blutzuckerspiegel stabil zu halten
   - Verwendung von Beeren, wie z.B. Blaubeeren oder Himbeeren, die reich an Antioxidantien und Ballaststoffen sind
2. **Gemüse:**
   - Integration von grünem Blattgemüse wie Spinat oder Grünkohl für eine hohe Nährstoffdichte und Ballaststoffe
   - Hinzufügen von Gemüsesorten wie Gurken oder Sellerie für zusätzliche Feuchtigkeit und eine geringe

Kalorienzufuhr
   - Verwendung von Wurzelgemüse wie Möhren oder Rüben, die süß und nährstoffreich sind
3. **Grünblätter:**
   - Auswahl von Grünblättern wie Spinat, Mangold oder Rucola für ihre entgiftenden Eigenschaften und ihren hohen Gehalt an Chlorophyll
   - Bevorzugung von Bio-Grünblättern, um den Einsatz von Pestiziden zu minimieren
   - Variation der Grünblätter, um eine breite Palette von Nährstoffen zu erhalten
4. **Proteine:**
   - Integration von pflanzlichen Proteinpulvern wie **Erbsenprotein** oder **Hanfprotein** für eine sättigende Wirkung und den Muskelaufbau
   - Verwendung von ungesüßtem griechischem Joghurt oder Mandelbutter als proteinreiche Optionen
   - Berücksichtigung der individuellen Bedürfnisse und Vorlieben bei der Auswahl der Proteinquellen
5. **Gesunde Fette:**
   - Hinzufügen von gesunden Fetten wie Avocado oder Leinsamenöl für eine lang anhaltende Sättigung
   - Verwendung von Nüssen oder Samen, die reich an Omega-3-Fettsäuren sind und entzündungshemmende Eigenschaften haben
   - Dosierung der Fettquellen, um ein angemessenes Kalorienverhältnis zu gewährleisten

Bei der Auswahl der Zutaten ist es wichtig, eine ausgewogene Mischung aus Kohlenhydraten, Proteinen und gesunden Fetten zu erreichen.

Zudem sollten Sie auf den Gesamtkaloriengehalt achten, um Ihre individuellen Ziele für die Gewichtsabnahme zu unterstützen. Experimentieren Sie mit verschiedenen

Zutatenkombinationen, um Ihren persönlichen Geschmack zu treffen und gleichzeitig eine optimale Nährstoffzufuhr zu gewährleisten.

Denken Sie daran, dass Qualität und Frische der Zutaten entscheidend sind. Bevorzugen Sie biologische und lokal angebaute Produkte, um den Einsatz von Pestiziden zu minimieren und den Nährstoffgehalt zu maximieren. Mit der richtigen Auswahl der Zutaten können Sie sicherstellen, dass Ihre Smoothies nicht nur lecker, sondern auch gesundheitsfördernd und gewichtsreduzierend sind.

In den folgenden Abschnitten werden wir uns mit der Zubereitung und dem Mixen der Smoothies sowie mit Tipps zur Variation und Anpassung der Rezepte befassen.

9. **Zubereitung und Mixen der Smoothies:**
   - Auswahl eines leistungsstarken Mixers (mein Favorit: https://amzn.to/3MpgPSl) oder einer Smoothie-Maschine (>>> https://amzn.to/3IyQ9NM) für eine glatte Konsistenz und bessere Verarbeitung der Zutaten
   - Schneiden und vorbereiten der Zutaten, um eine effiziente Zubereitung zu gewährleisten
   - Flüssigkeiten wie Wasser, Kokoswasser, Mandelmilch oder grüner Tee verwenden, um die gewünschte Konsistenz zu erreichen
   - Schichtweises Hinzufügen der Zutaten, um eine gleichmäßige Verteilung und bessere Mixergebnisse zu erzielen

Variation und Anpassung der Rezepte:

- Experimentieren Sie mit verschiedenen Obst- und Gemüsesorten, um den Geschmack und die Nährstoffvielfalt zu erweitern
- Anpassen der Süße durch die Zugabe von natürlichen Süßungsmitteln wie Datteln oder Honig, wenn gewünscht
- Berücksichtigung von individuellen Vorlieben und eventuellen Nahrungsmittelunverträglichkeiten bei der Auswahl der Zutaten
- Hinzufügen von Superfoods wie Chiasamen, Spirulina oder Maca-Pulver für zusätzliche Nährstoffe und gesundheitliche Vorteile

Es ist wichtig, kreativ zu sein und die Smoothie-Rezepte an Ihre persönlichen Vorlieben anzupassen.

Seien Sie jedoch vorsichtig, nicht zu viele Kalorienreiche Zutaten hinzuzufügen, die möglicherweise Ihre Gewichtsabnahmeziele beeinträchtigen könnten.

Denken Sie daran, dass die Qualität und Vielfalt der Zutaten sowie die richtige Zubereitung einen großen Einfluss auf den Geschmack und die gesundheitlichen Vorteile Ihrer Smoothies haben.

Im nächsten Abschnitt werden wir uns mit praktischen Tipps und Tricks befassen, wie Sie Ihre Smoothie-Gewohnheit in den Alltag integrieren können und wie Sie die besten Ergebnisse für eine nachhaltige Gewichtsabnahme erzielen.

2. TIPPS ZUR AUSWAHL DER RICHTIGEN ZUTATEN FÜR GEWICHTSREDUZIE RENDE SMOOTHIES

Bei der Auswahl der richtigen Zutaten für gewichtsreduzierende Smoothies gibt es einige Tipps, die Ihnen helfen können, gesunde und effektive Smoothies zuzubereiten.

Hier sind einige wichtige Aspekte zu beachten:

1. **Ballaststoffreiche Zutaten:** Wählen Sie Zutaten, die reich an Ballaststoffen sind, wie zum Beispiel grünes

Blattgemüse, Chiasamen, Haferflocken oder Leinsamen. Ballaststoffe helfen dabei, das Sättigungsgefühl zu fördern, den Blutzuckerspiegel stabil zu halten und die Verdauung zu unterstützen.

2. **Proteinquellen:** Fügen Sie proteinreiche Zutaten wie griechisches Joghurt, Mandelbutter, Chiasamen oder Hanfsamen hinzu. Proteine tragen zur Sättigung bei, unterstützen den Muskelaufbau und helfen dabei, den Stoffwechsel anzukurbeln.

3. **Gesunde Fette:** Wählen Sie gesunde Fettquellen wie Avocado, Mandeln, Walnüsse oder Kokosnussöl. Gesunde Fette sorgen für ein lang anhaltendes Sättigungsgefühl und fördern die Aufnahme fettlöslicher Vitamine.

4. **Obst und Gemüse:** Entscheiden Sie sich für eine Vielzahl von Obst- und Gemüsesorten, um eine breite Palette von Nährstoffen aufzunehmen. Bevorzugen Sie wasserreiches Obst wie Beeren, Wassermelone oder Grapefruit, da sie weniger Kalorien enthalten. Gemüse wie **Spinat, Grünkohl, Gurken oder Sellerie** sind ebenfalls gute Optionen, da sie reich an Nährstoffen und arm an Kalorien sind.

5. **Vermeiden Sie zugesetzten Zucker:** Vermeiden Sie die Verwendung von zuckerhaltigen Säften, Sirupen oder Süßungsmitteln. Nutzen Sie stattdessen die natürliche Süße von frischem Obst oder fügen Sie eine kleine Menge **Honig oder Ahornsirup** hinzu, wenn zusätzliche Süße erforderlich ist.

6. **Achten Sie auf Portionsgrößen:** Obwohl Smoothies gesund sein können, enthalten sie dennoch Kalorien. Achten Sie auf die Portionsgrößen und berücksichtigen Sie den Gesamtkaloriengehalt Ihrer Smoothies, insbesondere wenn Sie Gewicht verlieren möchten. Vermeiden Sie übermäßig große Portionen und passen Sie die Zutaten entsprechend an.

7. **Experimentieren Sie mit Superfoods:** Fügen Sie

Superfoods wie **Spirulina, Matcha, Maca-Pulver oder Açaí-Beeren** hinzu, um den Nährwert Ihrer Smoothies zu steigern. Diese Superfoods enthalten eine Vielzahl von Nährstoffen und können den Stoffwechsel ankurbeln.

8. **Trinkwasserbasis:** Verwenden Sie Wasser oder ungesüßten Tee als Basis für Ihre Smoothies, statt zuckerhaltige Säfte oder Milchprodukte. Dies hilft dabei, den Kaloriengehalt niedrig zu halten und gleichzeitig die Hydration zu fördern.

Indem Sie diese Tipps befolgen und eine ausgewogene Auswahl an Zutaten treffen, können Sie gesunde und gewichtsreduzierende Smoothies zubereiten, die Ihnen helfen, Ihr Gewichtsreduktionsziel zu erreichen. Denken Sie daran, dass Smoothies allein keine Wunder bewirken können. Eine gesunde Ernährung und regelmäßige körperliche Aktivität sind ebenfalls wichtige Faktoren für einen nachhaltigen Gewichtsverlust.

Hier sind weitere Tipps zur Auswahl der richtigen Zutaten für gewichtsreduzierende Smoothies:

9. **Bio-Qualität:** Wählen Sie, wenn möglich, Bio-Zutaten, um den Einsatz von Pestiziden und chemischen Rückständen zu minimieren und die Qualität Ihrer Smoothies zu verbessern.
10. **Saisonale Zutaten:** Nutzen Sie saisonale Früchte und Gemüse, um sicherzustellen, dass Ihre Smoothies frisch und geschmackvoll sind. Saisonale Zutaten sind oft preiswerter und enthalten eine Fülle von Nährstoffen.
11. **Farbvielfalt:** Experimentieren Sie mit verschiedenen farbenfrohen Zutaten, um eine Vielzahl von Antioxidantien und Phytonährstoffen aufzunehmen. Je bunter Ihr Smoothie, desto mehr Nährstoffe enthält er in der Regel.
12. **Persönliche Vorlieben:** Passen Sie die Zutaten Ihren

persönlichen Vorlieben und Bedürfnissen an. Fügen Sie beispielsweise **Ingwer** hinzu, um den Stoffwechsel anzukurbeln, oder **Zimt**, um den Blutzuckerspiegel zu regulieren.

13. **Qualität der Zutaten:** Verwenden Sie frische und hochwertige Zutaten, um den Nährwert und den Geschmack Ihrer Smoothies zu maximieren. Frisches Obst und Gemüse sind reich an Nährstoffen und haben einen besseren Geschmack.

14. **Abwechslung:** Variieren Sie Ihre Zutaten, um Abwechslung in Ihre Smoothies zu bringen und sicherzustellen, dass Sie eine breite Palette von Nährstoffen aufnehmen. Experimentieren Sie mit verschiedenen Obst- und Gemüsesorten, Nüssen, Samen und Gewürzen.

15. **Individualisierung:** Passen Sie die Zutaten an Ihre individuellen Bedürfnisse an. Wenn Sie beispielsweise eine Laktoseintoleranz haben, können Sie auf pflanzliche Milchalternativen wie Mandel- oder Hafermilch zurückgreifen.

Durch die bewusste Auswahl der richtigen Zutaten können Sie nährstoffreiche und gewichtsreduzierende Smoothies zubereiten, die Ihren individuellen Bedürfnissen entsprechen.

Experimentieren Sie mit verschiedenen Kombinationen und entdecken Sie Ihre persönlichen Favoriten, um Ihre Gewichtsabnahmeziele zu unterstützen.

1. DIE BEDEUTUNG VON FRISCHEN UND NATÜRLICHEN ZUTATEN FÜR GESUNDE SMOOTHIES

Die Verwendung von frischen und natürlichen Zutaten ist von entscheidender Bedeutung, um gesunde Smoothies zuzubereiten, die zur Gewichtsabnahme beitragen. In diesem Abschnitt werden wir die Bedeutung von frischen und natürlichen Zutaten für Ihre Smoothies genauer betrachten.

1. **Nährstoffdichte:** Frische Zutaten wie Obst und Gemüse sind reich an essentiellen Nährstoffen wie Vitaminen, Mineralstoffen, Ballaststoffen und Antioxidantien. Diese Nährstoffe unterstützen nicht nur Ihre allgemeine Gesundheit, sondern spielen auch eine wichtige Rolle bei der Gewichtsabnahme. Sie liefern Energie, fördern

den Stoffwechsel und sorgen für ein lang anhaltendes Sättigungsgefühl.

2. **Geringer Kaloriengehalt:** Frische Zutaten enthalten in der Regel weniger Kalorien als verarbeitete Lebensmittel. Dies ist besonders wichtig, wenn Sie Gewicht verlieren möchten. Durch den Einsatz von frischen Zutaten können Sie kalorienreiche Lebensmittel wie zuckerhaltige Säfte oder Sirupe vermeiden und dennoch einen köstlichen und nährstoffreichen Smoothie genießen.

3. **Geschmack und Aroma:** Frische Zutaten verleihen Ihren Smoothies einen intensiven Geschmack und ein herrliches Aroma. Obst und Gemüse in ihrer natürlichen Form bieten eine Vielzahl von Geschmacksrichtungen, die Ihren Smoothies eine natürliche Süße und Frische verleihen. Dies ermöglicht es Ihnen, auf zusätzlichen Zucker oder künstliche Aromen zu verzichten und dennoch einen leckeren Smoothie zu genießen.

4. **Weniger Zusatzstoffe:** Verarbeitete Lebensmittel enthalten oft eine Vielzahl von Zusatzstoffen wie Konservierungsmitteln, Farbstoffen und Geschmacksverstärkern. Durch die Verwendung frischer Zutaten können Sie diese Zusatzstoffe vermeiden und Ihren Smoothies eine reine und natürliche Qualität verleihen.

5. **Gesundheitliche Vorteile:** Frische Zutaten sind mit einer Vielzahl von gesundheitlichen Vorteilen verbunden. Sie unterstützen die Verdauung, stärken das Immunsystem, fördern die Entgiftung und tragen zur allgemeinen Gesundheit und Vitalität bei. Durch die Verwendung frischer Zutaten in Ihren Smoothies können Sie diese gesundheitlichen Vorteile optimal nutzen.

Es ist ratsam, frische Zutaten aus biologischem Anbau zu wählen, um den Gehalt an Pestiziden und anderen schädlichen Substanzen zu reduzieren. Lokale und saisonale Zutaten sind ebenfalls eine gute Wahl, da sie oft frischer und reicher an

Nährstoffen sind.

Denken Sie daran, dass die Qualität der Zutaten einen großen Einfluss auf den Geschmack und die gesundheitlichen Vorteile Ihrer Smoothies hat. Investieren Sie daher in hochwertige, frische und natürliche Zutaten, um die bestmöglichen Ergebnisse zu erzielen und Ihre Gewichtsabnahmeziele zu unterstützen.

3. ZUBEREITUNG UND VARIATIONEN VON SMOOTHIES

Die Zubereitung von Smoothies ist einfach und bietet Ihnen eine Vielzahl von Möglichkeiten, Ihre Kreativität zu entfalten.

Hier sind einige Tipps zur Zubereitung und Variation von Smoothies:

1. **Basisflüssigkeit:** Wählen Sie eine Basisflüssigkeit wie **Wasser, Kokoswasser, Mandelmilch, Hafermilch oder grünen Tee**, um Ihrem Smoothie die gewünschte Konsistenz zu geben.
2. **Obst und Gemüse:** Verwenden Sie eine Vielzahl von frischem Obst und Gemüse, um Ihren Smoothie mit wichtigen Nährstoffen zu versorgen. Beliebte Obstsorten sind zum Beispiel **Beeren, Bananen, Äpfel, Birnen und Orangen**. Bei Gemüse eignen sich **Spinat, Grünkohl, Gurken, Sellerie und Karotten** gut für Smoothies.
3. **Proteine:** Fügen Sie Ihrem Smoothie eine Proteinquelle hinzu, um das Sättigungsgefühl zu fördern und den Muskelabbau während der Gewichtsabnahme zu minimieren. Proteinquellen können **Joghurt, Mandelbutter, Chiasamen oder Proteinpulver** sein.
4. **Süße:** Bei Bedarf können Sie Ihrem Smoothie

eine natürliche Süße hinzufügen. Verwenden Sie dazu beispielsweise **Datteln, Honig, Ahornsirup oder Stevia**. Achten Sie jedoch darauf, den Zuckergehalt zu moderieren, um den Gewichtsverlust nicht zu beeinträchtigen.

5. **Superfoods:** Ergänzen Sie Ihren Smoothie mit Superfoods wie **Leinsamen, Chiasamen, Maca-Pulver oder Matcha-Pulver,** um zusätzliche Nährstoffe und gesundheitliche Vorteile zu erhalten.

6. **Gewürze:** Experimentieren Sie mit verschiedenen Gewürzen, um den Geschmack Ihres Smoothies zu verbessern und zusätzliche gesundheitliche Vorteile zu erzielen. **Zimt, Ingwer, Kurkuma und Vanille** sind beliebte Optionen.

7. **Textur:** Um Ihrem Smoothie eine angenehme Textur zu verleihen, können Sie **Eiswürfel, gefrorene Früchte** oder sogar **Haferflocken** hinzufügen.

8. **Variationen:** Nutzen Sie die Möglichkeit, Ihre Smoothies zu variieren, um Langeweile zu vermeiden und eine Vielzahl von Nährstoffen aufzunehmen. Probieren Sie verschiedene Kombinationen von Obst, Gemüse, Flüssigkeiten und Zusätzen aus, um Ihren Smoothie immer wieder neu zu gestalten.

9. **Dekoration:** Verwenden Sie zum Abschluss frische **Früchte, Nüsse, Kokosraspeln oder Granola** als Topping, um Ihren Smoothie optisch ansprechend zu präsentieren.

Mit diesen Tipps können Sie Ihre Smoothies nach Belieben anpassen und verschiedene Variationen ausprobieren.

Seien Sie kreativ und experimentieren Sie mit unterschiedlichen Geschmackskombinationen, um Ihre Smoothie-Routine aufregend zu gestalten und gleichzeitig Ihre Gewichtsabnahmeziele zu unterstützen.

1. DIE RICHTIGE ZUBEREITUNGSTECHNIK FÜR CREMIGE UND LECKERE SMOOTHIES

Die richtige Zubereitungstechnik spielt eine wichtige Rolle bei der Herstellung von cremigen und leckeren Smoothies.

Hier sind einige Tipps, um das Beste aus Ihren Smoothies herauszuholen:

1. **Schneiden und vorbereiten:** Schneiden Sie das Obst und Gemüse in kleinere Stücke, um die Mischung und den Mixvorgang zu erleichtern. Entfernen Sie bei Bedarf Kerne, Schalen oder harte Stiele, um eine glatte Konsistenz zu erzielen.
2. **Flüssigkeit zuerst:** Gießen Sie die gewünschte Menge an Basisflüssigkeit (z. B. Wasser, Mandelmilch oder Kokoswasser) in den Mixer. Dies ermöglicht einen reibungslosen Mixvorgang und erleichtert das Hinzufügen der restlichen Zutaten.
3. **Hinzufügen von Zutaten:** Fügen Sie das geschnittene Obst und Gemüse, die Proteine, Superfoods und Gewürze hinzu. Beginnen Sie mit den weicheren Zutaten und fügen

Sie nach und nach die festeren Zutaten hinzu.

4. **Mixen:** Starten Sie den Mixer auf niedriger Geschwindigkeit und erhöhen Sie allmählich die Geschwindigkeit, bis alle Zutaten gut vermischt und eine glatte Konsistenz erreicht ist. Mischen Sie für etwa 30 Sekunden bis 1 Minute, je nach gewünschter Konsistenz.

5. **Prüfen und anpassen:** Überprüfen Sie die Konsistenz des Smoothies. Ist er zu dickflüssig, können Sie etwas mehr Flüssigkeit hinzufügen. Ist er zu dünnflüssig, fügen Sie etwas Eis, gefrorene Früchte oder Joghurt hinzu, um die gewünschte Konsistenz zu erreichen.

6. **Geschmack anpassen:** Probieren Sie den Smoothie und passen Sie den Geschmack an. Fügen Sie bei Bedarf etwas mehr Süße, Säure oder Gewürze hinzu, um den Geschmack auszugleichen und zu intensivieren.

7. **Servieren und genießen:** Gießen Sie den Smoothie in ein Glas oder eine Schüssel und dekorieren Sie ihn nach Belieben mit frischem Obst oder anderen Toppings. Servieren Sie ihn sofort, um die besten Aromen und die cremige Konsistenz zu genießen.

Durch die richtige Zubereitungstechnik können Sie sicherstellen, dass Ihr Smoothie cremig und lecker wird.

Experimentieren Sie mit verschiedenen Kombinationen von Zutaten und finden Sie heraus, welcher Mixvorgang und welche Konsistenz Ihnen am besten gefallen.

Mit etwas Übung werden Sie schnell zum Experten in der Zubereitung von köstlichen Smoothies.

2. KREATIVE VARIATIONEN VON SMOOTHIE-REZEPTEN FÜR DIE GEWICHTSABNAHME

Wenn es um Smoothies für die Gewichtsabnahme geht, gibt es unendlich viele kreative Möglichkeiten, um die Rezepte abwechslungsreich und interessant zu gestalten. Hier sind einige kreative Variationen von Smoothie-Rezepten, die Ihnen helfen können, Ihr Abnehmziel zu erreichen:

1. **Grüne Smoothies:** Fügen Sie zu Ihren Smoothies eine Handvoll frisches Blattgemüse wie **Spinat, Grünkohl oder Mangold** hinzu. Diese grünen Blattgemüse sind reich an Ballaststoffen, Nährstoffen und Antioxidantien, die den Stoffwechsel ankurbeln und die Gewichtsabnahme fördern können.

2. **Proteinreiche Smoothies:** Ergänzen Sie Ihre Smoothies mit einer Proteinquelle wie griechischem **Joghurt, Mandelbutter oder Hanfproteinpulver**. Protein hilft dabei, das Sättigungsgefühl zu fördern, den Muskelabbau zu verhindern und den Stoffwechsel anzukurbeln.

3. **Exotische Früchte:** Probieren Sie exotische Früchte

wie **Ananas, Papaya, Mango oder Granatapfel** in Ihren Smoothies aus. Diese Früchte bringen nicht nur eine leckere Geschmacksnote mit sich, sondern liefern auch viele Vitamine, Mineralstoffe und Enzyme, die den Körper bei der Gewichtsabnahme unterstützen können.

4. **Gewürzte Smoothies:** Geben Sie Ihren Smoothies einen zusätzlichen Kick, indem Sie Gewürze wie **Zimt, Ingwer, Kurkuma oder Chilipulver** hinzufügen. Diese Gewürze haben entzündungshemmende und stoffwechselanregende Eigenschaften, die den Abnehmprozess unterstützen können.

5. **Samen und Nüsse:** Streuen Sie **Chiasamen, Leinsamen oder gehackte Nüsse wie Mandeln, Walnüsse oder Cashewnüss**e über Ihre Smoothies. Diese Zutaten liefern gesunde Fette, Ballaststoffe und Proteine, die das Sättigungsgefühl fördern und die Energiezufuhr verbessern können.

6. **Avocado-Smoothies:** Fügen Sie eine **reife Avocado** zu Ihren Smoothies hinzu, um ihnen eine cremige Textur und gesunde Fette zu verleihen. Avocados enthalten auch Ballaststoffe und Nährstoffe, die den Gewichtsverlust unterstützen können.

7. **Gewürzte Gemüsesmoothies:** Probieren Sie herzhafte Gemüsesmoothies mit Zutaten wie **Tomaten, Gurken, Sellerie, Karotten und Petersilie**. Fügen Sie einen Spritzer Zitronensaft, Meersalz und frische Kräuter hinzu, um den Geschmack zu verbessern. Diese Gemüsesmoothies sind kalorienarm, ballaststoffreich und nährstoffdicht.

Experimentieren Sie mit verschiedenen Kombinationen und Zutaten, um Ihren Smoothies eine kreative Note zu verleihen.

Denken Sie daran, die Portionsgröße im Auge zu behalten und Ihre individuellen Ernährungsbedürfnisse zu berücksichtigen.

Mit diesen kreativen Variationen können Sie den Genuss von Smoothies beim Abnehmen maximieren und gleichzeitig von ihren gesundheitlichen Vorteilen profitieren.

3. TIPPS ZUR INDIVIDUELLEN ANPASSUNG VON SMOOTHIE-REZEPTEN AN DIE PERSÖNLICHEN VORLIEBEN UND BEDÜRFNISSE

Um Smoothie-Rezepte an Ihre persönlichen Vorlieben und Bedürfnisse anzupassen, können Sie die folgenden Tipps beachten:

1. **Wählen Sie Ihre Lieblingsfrüchte:** Verwenden Sie Früchte, die Ihnen am besten schmecken und Ihnen Freude bereiten. Ob **Beeren, Bananen, Äpfel oder Orangen** - wählen Sie die Früchte, die Ihnen zusagen und die Ihnen Energie geben.

2. **Berücksichtigen Sie Ihre Ernährungsziele:** Wenn Sie spezifische Ernährungsziele haben, wie beispielsweise den Verzehr mehr Protein oder die Aufnahme von bestimmten

Nährstoffen, können Sie Ihre Smoothies entsprechend anpassen. Fügen Sie beispielsweise **proteinreiche Zutaten wie Joghurt, Mandelbutter oder Proteinpulver** hinzu.

3. **Experimentieren Sie mit Gemüse:** Wenn Sie Ihren Smoothies mehr Gemüse hinzufügen möchten, können Sie verschiedene Sorten wie **Spinat, Grünkohl, Gurke oder Karotten** ausprobieren. Gemüse bringt zusätzliche Nährstoffe, Ballaststoffe und Geschmacksnuancen in Ihre Smoothies.

4. **Ergänzen Sie mit gesunden Fetten:** Fügen Sie eine Portion gesunde Fette hinzu, um die Cremigkeit und den Nährwert Ihrer Smoothies zu steigern. **Avocado, Nüsse, Samen oder Kokosmilch** sind gute Optionen, um Ihrem Smoothie gesunde Fette hinzuzufügen.

5. **Passen Sie die Süße an:** Wenn Sie es süßer mögen, können Sie natürliche Süßungsmittel wie **Honig, Ahornsirup oder Datteln** verwenden. Wenn Sie jedoch den Zuckergehalt reduzieren möchten, können Sie auf natürliche Süße der Früchte und eine **Prise Zimt oder Vanille** zurückgreifen.

6. **Beachten Sie Unverträglichkeiten oder Allergien**: Wenn Sie bestimmte Nahrungsmittelunverträglichkeiten oder Allergien haben, passen Sie Ihre Smoothie-Rezepte entsprechend an. Es gibt viele Alternativen für gängige allergene Zutaten, sodass Sie Ihre Smoothies dennoch genießen können.

7. **Experimentieren Sie mit Gewürzen und Superfoods:** Geben Sie Ihren Smoothies einen zusätzlichen Geschmack und Nährwert, indem Sie Gewürze wie **Zimt, Ingwer oder Kurkuma** verwenden. Sie können auch Superfoods wie **Chiasamen, Leinsamen oder Spirulina** hinzufügen, um den Nährstoffgehalt zu erhöhen.

8. **Achten Sie auf die Konsistenz:** Je nach Ihren Vorlieben können Sie die Konsistenz Ihrer Smoothies anpassen. Fügen Sie mehr Flüssigkeit hinzu, wenn Sie einen dünnflüssigeren Smoothie bevorzugen, oder verwenden

Sie weniger Flüssigkeit für einen dickeren Smoothie.

Denken Sie daran, dass es bei der Anpassung von Smoothie-Rezepten an Ihre Bedürfnisse keine festen Regeln gibt. Seien Sie kreativ, probieren Sie verschiedene Zutaten aus und finden Sie Ihre persönlichen Favoriten.

Durch die Anpassung der Rezepte können Sie sicherstellen, dass Ihre Smoothies nicht nur gesund, sondern auch lecker sind und Ihnen dabei helfen, Ihre individuellen Ziele zu erreichen.

4. SMOOTHIES ALS MAHLZEITENERSATZ

Smoothies können eine gute Option sein, um Mahlzeiten zu ersetzen, insbesondere wenn sie sorgfältig zusammengestellt werden, um alle erforderlichen Nährstoffe zu liefern.

Hier sind einige Punkte zu beachten, wenn Sie Smoothies als Mahlzeitenersatz in Betracht ziehen:

1. **Ausgewogene Ernährung:** Achten Sie darauf, dass Ihr Smoothie eine ausgewogene Mischung aus Kohlenhydraten, Proteinen und gesunden Fetten enthält. Dies gewährleistet eine lang anhaltende Sättigung und unterstützt den Körper mit wichtigen Nährstoffen.
2. **Proteinquelle:** Fügen Sie Ihrem Smoothie eine hochwertige Proteinquelle hinzu, wie zum Beispiel **Joghurt, Mandelbutter, Proteinpulver oder Chiasamen.** Protein fördert das Sättigungsgefühl und hilft dabei, den Muskelabbau während einer kalorienreduzierten Diät zu minimieren.
3. **Ballaststoffe:** Integrieren Sie ballaststoffreiche Zutaten

wie **Haferflocken, Leinsamen, Chiasamen oder Gemüse** in Ihren Smoothie. Ballaststoffe fördern die Verdauung, tragen zur Sättigung bei und unterstützen einen stabilen Blutzuckerspiegel.

4. **Gesunde Fette:** Fügen Sie gesunde Fette wie **Avocado, Nüsse, Samen oder Kokosmilch** hinzu. Diese helfen nicht nur dabei, das Sättigungsgefühl zu steigern, sondern unterstützen auch die Aufnahme von fettlöslichen Vitaminen.

5. **Vielfalt der Zutaten:** Variieren Sie die Zutaten Ihrer Smoothies, um eine breite Palette von Nährstoffen aufzunehmen. Verwenden Sie verschiedene Früchte, Gemüsesorten, Kräuter, Gewürze und Superfoods, um sicherzustellen, dass Ihr Smoothie eine Vielzahl von Mikronährstoffen enthält.

6. **Kalorienbilanz:** Achten Sie darauf, dass die Kalorienbilanz Ihrer Smoothies zu Ihren individuellen Zielen passt. Wenn Sie Gewicht verlieren möchten, sollten Sie sicherstellen, dass der Smoothie kalorienarm ist und Ihren täglichen Energiebedarf berücksichtigt.

7. **Mahlzeitenplanung:** Wenn Sie Smoothies als Mahlzeitenersatz verwenden möchten, planen Sie Ihre Mahlzeiten sorgfältig. Überlegen Sie, welche Mahlzeiten Sie durch Smoothies ersetzen möchten und sorgen Sie dafür, dass die restlichen Mahlzeiten des Tages ausgewogen sind, um eine ausreichende Nährstoffversorgung zu gewährleisten.

8. **Individuelle Bedürfnisse:** Berücksichtigen Sie Ihre individuellen Bedürfnisse, Vorlieben und Lebensumstände. Einige Menschen vertragen möglicherweise keine bestimmten Zutaten oder haben spezifische Ernährungsanforderungen. Passen Sie Ihre Smoothies entsprechend an, um Ihre Bedürfnisse zu erfüllen.

Denken Sie daran, dass Smoothies allein nicht ausreichen, um eine gesunde Ernährung aufrechtzuerhalten. Es ist wichtig, auch andere gesunde Mahlzeiten und Snacks zu sich zu nehmen, um eine ausgewogene Ernährung zu gewährleisten.

Hier sind einige weitere Tipps zur individuellen Anpassung von Smoothie-Rezepten an Ihre persönlichen Vorlieben und Bedürfnisse:

1. **Geschmacksvorlieben:** Experimentieren Sie mit verschiedenen Geschmackskombinationen, um Smoothies zu finden, die Ihnen am besten schmecken. Sie können süße Zutaten wie **Beeren, Bananen oder Datteln** verwenden oder auch herzhafte Optionen wie **Spinat oder Avocado** hinzufügen. Passen Sie die Süße und Intensität der Aromen an Ihre Vorlieben an.

2. **Allergien und Unverträglichkeiten:** Berücksichtigen Sie eventuelle Allergien oder Unverträglichkeiten bei der Auswahl der Zutaten. Wenn Sie beispielsweise lactoseintolerant sind, verwenden Sie lactosefreie Milchalternativen oder Wasser als Basis für Ihren Smoothie. Wenn Sie glutenfrei essen möchten, vermeiden Sie Zutaten wie Weizenkeime oder Hafer und wählen Sie glutenfreie Alternativen.

3. **Kalorienbedarf:** Passen Sie die Portionsgröße und die Zutatenmengen an Ihren individuellen Kalorienbedarf an. Wenn Sie Gewicht verlieren möchten, können Sie den Kaloriengehalt reduzieren, indem Sie fettarme Milch oder Joghurt verwenden und auf zusätzlichen Zucker verzichten.

4. **Nährstoffanforderungen:** Überlegen Sie, welche spezifischen Nährstoffe Sie in Ihren Smoothies integrieren möchten. Wenn Sie beispielsweise mehr Protein benötigen, fügen Sie proteinreiche Zutaten wie griechischen **Joghurt, Mandelbutter oder Proteinpulver** hinzu. Wenn Sie mehr Ballaststoffe benötigen, fügen Sie **Haferflocken oder**

Chiasamen hinzu.

5. **Superfoods:** Experimentieren Sie mit Superfoods wie **Leinsamen, Spirulina, Maca-Pulver oder Acai-Beeren**, um Ihren Smoothies zusätzliche gesundheitliche Vorteile zu verleihen. Diese Zutaten können Ihnen helfen, Ihre persönlichen Ziele und Bedürfnisse zu unterstützen.

6. **Konsistenz und Textur:** Spielen Sie mit der Konsistenz und Textur Ihrer Smoothies, um sicherzustellen, dass sie Ihren Vorlieben entsprechen. Sie können Eiswürfel hinzufügen, um den Smoothie zu kühlen und zu verdicken, oder mehr Flüssigkeit verwenden, um ihn dünnflüssiger zu machen.

Indem Sie Ihre Smoothie-Rezepte an Ihre persönlichen Vorlieben und Bedürfnisse anpassen, können Sie sicherstellen, dass Sie Freude daran haben, sie zu trinken und gleichzeitig alle notwendigen Nährstoffe zu erhalten.

Experimentieren Sie und haben Sie Spaß beim Erstellen Ihrer individuellen Smoothie-Kreationen.

1. DIE ROLLE VON SMOOTHIES ALS MAHLZEITENERSATZ FÜR DIE GEWICHTSABNAHME

Die Verwendung von Smoothies als Mahlzeitenersatz ist eine beliebte Strategie, um Gewicht zu verlieren und eine gesunde Ernährung aufrechtzuerhalten.

Smoothies können eine praktische und nährstoffreiche Alternative zu herkömmlichen Mahlzeiten sein und helfen, Kalorien zu reduzieren, während sie gleichzeitig wichtige Nährstoffe liefern.

Smoothies als Mahlzeitenersatz bieten mehrere Vorteile für die Gewichtsabnahme:

1. **Kalorienkontrolle:** Smoothies ermöglichen es Ihnen, die Kalorienzufuhr genau zu kontrollieren, da Sie die Zutaten und Portionsgrößen selbst bestimmen können. Sie können die Kalorienmenge an ihre individuellen Bedürfnisse anpassen und somit ein Kaloriendefizit für die Gewichtsabnahme erreichen.

2. **Nährstoffdichte:** Smoothies können eine große Vielfalt an Obst, Gemüse, Proteinen, gesunden Fetten und Ballaststoffen enthalten. Durch die Kombination verschiedener Zutaten können Sie eine hohe Nährstoffdichte erreichen und sicherstellen, dass Ihr Körper mit wichtigen Vitaminen, Mineralstoffen und Antioxidantien versorgt wird.

3. **Sättigung:** Smoothies können dank ihrer Ballaststoffe und Proteine ein langanhaltendes Sättigungsgefühl vermitteln. Ballaststoffe tragen zur Volumenzunahme der Mahlzeit bei und können dazu beitragen, dass Sie sich länger gesättigt fühlen. Proteinreiche Zutaten wie **Joghurt, Mandeln oder Proteinpulver** können ebenfalls zur Sättigung beitragen.

4. **Portabilität und Zeitersparnis:** Smoothies sind eine praktische Option für unterwegs und können schnell zubereitet werden. Sie sind ideal für Menschen mit einem aktiven Lebensstil oder einem geschäftigen Zeitplan, die eine gesunde Mahlzeit in kürzester Zeit benötigen.

Es ist jedoch wichtig zu beachten, dass Smoothies allein nicht ausreichen, um eine ausgewogene Ernährung aufrechtzuerhalten. Es ist ratsam, auch andere gesunde Mahlzeiten und Snacks zu sich zu nehmen, um eine Vielfalt an Nährstoffen zu gewährleisten. Smoothies können jedoch eine gesunde Option sein, um eine Mahlzeit zu ersetzen oder als Zwischenmahlzeit zu dienen.

Bei der Verwendung von Smoothies als Mahlzeitenersatz ist es ratsam, die folgenden Punkte zu beachten:

- Achten Sie auf die Gesamtkalorienmenge und passen Sie sie an Ihre individuellen Ziele an. Wenn Sie Gewicht verlieren möchten, sollten Sie ein Kaloriendefizit anstreben, während Sie bei Gewichtserhaltung oder Gewichtszunahme möglicherweise mehr Kalorien benötigen.

- Achten Sie auf eine ausgewogene Nährstoffzusammensetzung, die ausreichend Proteine, gesunde Fette, komplexe Kohlenhydrate, Vitamine und Mineralstoffe enthält. Fügen Sie verschiedene Zutaten wie **Obst, Gemüse, Milchalternativen, Nüsse, Samen oder Proteinpulver** hinzu, um eine ausgewogene Nährstoffversorgung sicherzustellen.
- Beachten Sie, dass Smoothies nicht zu flüssig sein sollten, um ein ausreichendes Sättigungsgefühl zu gewährleisten. Es ist **ratsam, etwas dickere Konsistenzen zu bevorzugen**, indem Sie zum Beispiel gefrorene Früchte oder Eiswürfel hinzufügen oder weniger Flüssigkeit verwenden.
- Experimentieren Sie mit verschiedenen Geschmacksrichtungen und Texturen, um die Vielfalt und den Genuss Ihrer Smoothies zu erhöhen. Sie können verschiedene **Früchte, Gemüsesorten, Gewürze und Superfoods wie Chiasamen, Ingwer oder Spinat** verwenden, um Ihren Smoothies eine geschmackliche und ernährungsphysiologische Vielfalt zu verleihen.
- Berücksichtigen Sie auch Ihre individuellen Vorlieben, Allergien oder Unverträglichkeiten bei der Auswahl der Zutaten. Passen Sie die Rezepte entsprechend an und ersetzen Sie bestimmte Zutaten, um Ihre Bedürfnisse zu erfüllen.
- Vermeiden Sie übermäßigen Zusatz von Zucker oder süßen Sirupen, um die Kalorienzufuhr niedrig zu halten. **Frisches Obst oder natürliche Süßungsmittel wie Honig, Ahornsirup oder Datteln** können verwendet werden, um den Smoothies eine angenehme Süße zu verleihen.
- Denken Sie daran, dass Smoothies eine Ergänzung zu einer gesunden Ernährung sein sollten und nicht als Ersatz für eine abwechslungsreiche und ausgewogene Mahlzeit dienen sollten. Sorgen Sie für eine ausgewogene Ernährung, die auch andere wichtige Nahrungsmittelgruppen wie Vollkornprodukte, mageres Protein und gesunde Fette enthält.

Durch die individuelle Anpassung von Smoothie-Rezepten können Sie Ihre persönlichen Vorlieben und Bedürfnisse berücksichtigen und den Geschmack sowie die gesundheitlichen Vorteile maximieren.

Experimentieren Sie mit verschiedenen Zutaten, Kombinationen und Zubereitungsmethoden, um Smoothies zu kreieren, die nicht nur köstlich sind, sondern auch Ihren Gewichtsverlust unterstützen. Denken Sie daran, dass eine gesunde Ernährung und regelmäßige körperliche Aktivität ebenfalls wichtige Faktoren für eine nachhaltige Gewichtsabnahme sind.

2. EMPFEHLUNGEN ZUR RICHTIGEN VERWENDUNG VON SMOOTHIES ALS ERSATZ FÜR EINE MAHLZEIT

Wenn Sie Smoothies als Ersatz für eine Mahlzeit verwenden möchten, ist es wichtig, einige Empfehlungen zu beachten, um eine ausgewogene Ernährung und den gewünschten Gewichtsverlust zu unterstützen.

Hier sind einige Tipps zur richtigen Verwendung von Smoothies als Mahlzeitenersatz:

1. **Wählen Sie nahrhafte Zutaten:** Verwenden Sie eine Vielzahl von frischem Obst und Gemüse, um sicherzustellen, dass Ihr Smoothie eine ausreichende Menge an Vitaminen, Mineralstoffen und Ballaststoffen enthält. Ergänzen Sie dies mit einer Proteinquelle wie **Joghurt, Mandelmilch, Haferflocken oder Nüssen**, um das Sättigungsgefühl zu fördern.

2. **Achten Sie auf die Kalorienzufuhr:** Stellen Sie sicher, dass der Smoothie insgesamt eine angemessene Anzahl

an Kalorien für eine Mahlzeit enthält. Dies kann je nach individuellen Bedürfnissen und Zielen variieren, aber es ist wichtig, nicht zu viele oder zu wenige Kalorien zu konsumieren.

3. **Fügen Sie gesunde Fette hinzu:** Gesunde Fette wie **Avocado, Leinsamen, Chiasamen oder Nüsse** können dem Smoothie zusätzliche Nährstoffe und ein höheres Sättigungsgefühl verleihen. Achten Sie jedoch darauf, die Menge im Rahmen zu halten, da Fette auch kalorienreich sind.

4. **Achten Sie auf die Portionierung:** Verwenden Sie eine angemessene Menge an Zutaten, um einen ausgewogenen Smoothie zu erstellen. Es kann hilfreich sein, eine Küchenwaage oder Messlöffel zu verwenden, um die Zutaten genau abzumessen.

5. **Ergänzen Sie mit anderen Nahrungsmitteln:** Ein Smoothie allein kann möglicherweise nicht alle Nährstoffe liefern, die für eine ausgewogene Mahlzeit erforderlich sind.

Ergänzen Sie Ihren Smoothie mit anderen Nahrungsmitteln wie einer Handvoll **Nüssen** oder einem **Vollkornbrot**, um sicherzustellen, dass Sie alle notwendigen Nährstoffe erhalten.

6. **Genießen Sie den Smoothie langsam:** Nehmen Sie sich Zeit, um Ihren Smoothie zu genießen und ihn langsam zu trinken. Dies hilft dabei, das Sättigungsgefühl zu steigern und das Essen zu verlangsamen.

7. **Berücksichtigen Sie individuelle Bedürfnisse:** Jeder hat unterschiedliche Ernährungsbedürfnisse. Passen Sie die Zutaten und Portionen entsprechend an, um Ihre individuellen Bedürfnisse, Allergien oder Unverträglichkeiten zu berücksichtigen.

8. **Konsultieren Sie einen Experten:** Wenn Sie spezielle gesundheitliche Bedenken haben oder Fragen zur

Verwendung von Smoothies als Mahlzeitenersatz haben, ist es ratsam, sich von einem Ernährungsexperten oder Arzt beraten zu lassen.

Smoothies können eine praktische und gesunde Option sein, um eine Mahlzeit zu ersetzen, aber es ist wichtig, eine ausgewogene Ernährung insgesamt beizubehalten. Hören Sie auf Ihren Körper und passen Sie die Verwendung von Smoothies als Mahlzeitenersatz an Ihre individuellen Bedürfnisse an.

Wenn Sie sich unsicher sind oder spezielle gesundheitliche Bedenken haben, ist es immer ratsam, einen Experten zu konsultieren, um sicherzustellen, dass Sie eine gesunde und ausgewogene Ernährung befolgen.

Indem Sie die oben genannten Empfehlungen befolgen und Ihren Smoothie sorgfältig zusammenstellen, können Sie Smoothies als gesunde Mahlzeitenoption nutzen und dabei Ihren Gewichtsabnahmezielen näherkommen.

3. REZEPTIDEEN FÜR VOLLWERTIGE UND NÄHRSTOFFREICHE SMOOTHIE-MAHLZEITEN

1. GRÜNER POWER-SMOOTHIE:

- <u>Zutaten:</u> Spinat, Grünkohl, Avocado, Banane, Mandelmilch, Chiasamen
- <u>Anleitung:</u> Geben Sie alle Zutaten in einen Mixer und mixen Sie sie gründlich, bis eine cremige Konsistenz entsteht. Fügen Sie bei Bedarf etwas Wasser hinzu, um die gewünschte Konsistenz zu erreichen.

2. BEEREN-QUINOA-SMOOTHIE:

- Zutaten: Beeren (z.B. Erdbeeren, Blaubeeren, Himbeeren), gekochter Quinoa, Mandelmilch, Griechischer Joghurt, Honig
- Anleitung: Geben Sie alle Zutaten in einen Mixer und mixen Sie sie gut durch, bis der Smoothie cremig ist. Probieren Sie den Smoothie und passen Sie bei Bedarf die Süße an, indem Sie mehr Honig hinzufügen.

3.
HAFERFLOCKEN-BANANEN-SMOOTHIE:

- <u>Zutaten:</u> Haferflocken, reife Banane, Erdnussbutter, Mandelmilch, Zimt
- <u>Anleitung:</u> Geben Sie alle Zutaten in einen Mixer und mixen Sie sie bis zur gewünschten Konsistenz. Falls der Smoothie zu dick ist, fügen Sie etwas mehr Mandelmilch hinzu. Streuen Sie etwas Zimt darüber und genießen Sie den Smoothie.

4. KOKOSNUSS-CHIA-PUDDING-SMOOTHIE:

- <u>Zutaten:</u> Kokosmilch, Chiasamen, reife Mango, Ananassaft, Limettensaft, Kokosflocken
- <u>Anleitung:</u> Bereiten Sie zuerst den Chia-Pudding vor, indem Sie die Chiasamen in Kokosmilch einweichen und für etwa 30 Minuten quellen lassen. Geben Sie dann den Chia-Pudding, die reife Mango, den Ananassaft und den Limettensaft in einen Mixer und mixen Sie alles gut durch. Streuen Sie abschließend etwas Kokosflocken über den Smoothie.

5.   PROTEIN-POWER-SMOOTHIE:

- Zutaten: Vanilleproteinpulver, Mandelmilch, gefrorene Beerenmischung, Spinat, Mandelbutter, Leinsamen
- Anleitung: Geben Sie alle Zutaten in einen Mixer und mixen Sie sie gründlich, bis der Smoothie cremig und gut vermischt ist. Fügen Sie bei Bedarf mehr Mandelmilch hinzu, um die gewünschte Konsistenz zu erreichen.

Experimentieren Sie mit verschiedenen Zutaten und probieren Sie neue Geschmackskombinationen aus, um Ihre eigenen vollwertigen und nährstoffreichen Smoothie-Mahlzeiten zu kreieren. Vergessen Sie nicht, die Smoothies nach Ihrem Geschmack anzupassen und die Zutaten auf Ihre individuellen Vorlieben und Ernährungsbedürfnisse abzustimmen.

TEIL III: ERFOLGREICH ABNEHMEN MIT DEN 5 ELEMENTEN

1. DIE GANZHEITLICHE HERANGEHENSWEISE AN DIE GEWICHTSABNAHME:

- In diesem Teil werden wir die ganzheitliche Herangehensweise an die Gewichtsabnahme mit den 5 Elementen der Erfolgskur genauer betrachten.
- Erfolgreiches Abnehmen erfordert nicht nur eine gesunde Ernährung, sondern auch eine ausgewogene Lebensweise, die Körper, Geist und Seele umfasst.
- Die 5 Elemente (Holz, Feuer, Erde, Metall, Wasser) bieten eine umfassende Strategie zur Gewichtsabnahme, die darauf abzielt, das Gleichgewicht im Körper wiederherzustellen und langfristige Ergebnisse zu erzielen.

2. DIE VERBINDUNG ZWISCHEN DEN ELEMENTEN UND DEM ABNEHMPROZESS:

- Jedes Element spielt eine wichtige Rolle beim Abnehmen und hat spezifische Eigenschaften und Funktionen.
- Das Holz-Element steht für Reinigung und Entgiftung, das Feuer-Element für Stoffwechsel und Energie, das Erde-Element für Sättigung und Balance, das Metall-Element für Entgiftung und Regeneration und das Wasser-Element für Reinigung und Vitalität.
- Durch die Verbindung dieser Elemente können wir eine ganzheitliche Herangehensweise an die Gewichtsabnahme entwickeln und optimale Ergebnisse erzielen.

3. PRAKTISCHE TIPPS ZUR UMSETZUNG DER 5 ELEMENTE:

- In diesem Teil werden wir praktische Tipps zur Umsetzung der 5 Elemente der Erfolgskur im Alltag geben.
- Wir werden aufzeigen, wie Sie die Prinzipien der einzelnen Elemente in Ihre Ernährung und Ihren Lebensstil integrieren können.
- Von der Auswahl der richtigen Zutaten für Ihre Smoothies bis hin zur richtigen Zubereitungstechnik und der individuellen Anpassung der Rezepte, werden wir Ihnen helfen, die 5 Elemente erfolgreich umzusetzen und Ihre Gewichtsabnahmeziele zu erreichen.

4. ERFOLGREICH ABNEHMEN MIT GANZHEITLICHER UNTERSTÜTZUNG:

- Neben den 5 Elementen ist es wichtig, ganzheitliche Unterstützung für Ihren Abnehmprozess zu erhalten.
- Wir werden verschiedene Aspekte wie Bewegung, Stressmanagement und Achtsamkeit ansprechen, die eine wichtige Rolle bei der Gewichtsabnahme spielen.
- Darüber hinaus werden wir auf die Bedeutung eines unterstützenden sozialen Umfelds und professioneller Begleitung eingehen, um Ihren Erfolg zu maximieren.

Mit diesem umfassenden Ansatz werden Sie in der Lage sein, erfolgreich mit den 5 Elementen der Erfolgskur abzunehmen und Ihren Körper, Geist und Seele in Einklang zu bringen.

Machen Sie sich bereit, Ihre Gewichtsabnahmeziele auf eine ganzheitliche und nachhaltige Weise zu erreichen!

INTEGRATION DER 5 ELEMENTE IN DEN ALLTAG

Die Integration der 5 Elemente der Erfolgskur in den Alltag ist entscheidend, um langfristige Ergebnisse bei der Gewichtsabnahme zu erzielen.

Hier sind einige praktische Tipps, wie Sie die Elemente in Ihren Alltag integrieren können:

1.   Holz-Element: Reinigung und Entgiftung

- **Beginnen Sie den Tag mit einem Glas warmem Zitronenwasser**, um Ihren Stoffwechsel anzuregen und den Körper zu entgiften.
- Integrieren Sie **grüne Smoothies** in Ihre Ernährung, die reich an ballaststoffreichen Gemüsesorten wie **Spinat, Grünkohl und Sellerie** sind.
- Fördern Sie regelmäßige körperliche Aktivität, wie zum Beispiel Spaziergänge in der Natur oder Yoga, um den Körper zu reinigen und Energie freizusetzen.

2.   Feuer-Element:
Stoffwechsel und Energie

- Genießen Sie Smoothies mit natürlichen Energie-Boostern wie **Ingwer, Zimt oder grünem Tee**, um den Stoffwechsel anzukurbeln.
- Integrieren Sie proteinreiche Zutaten wie **Mandelmilch, Chiasamen oder Hanfproteinpulver** in Ihre Smoothies, um den Muskelabbau zu verhindern und die Energie zu steigern.
- Vermeiden Sie verarbeitete Lebensmittel und zuckerhaltige Getränke, da sie den Stoffwechsel verlangsamen können.

3.   Erde-Element:
Sättigung und Balance

- Fügen Sie Ihrem Smoothie gesunde Fette wie **Avocado, Nüsse oder Leinsamenöl** hinzu, um ein lang anhaltendes Sättigungsgefühl zu erreichen.
- Achten Sie darauf, ausgewogene Mahlzeiten mit einer Kombination aus Kohlenhydraten, Proteinen und gesunden Fetten einzunehmen, um den Blutzuckerspiegel zu stabilisieren.
- Praktizieren Sie bewusstes Essen, indem Sie langsam und achtsam genießen, um ein Gefühl der Balance und Zufriedenheit zu erreichen.

4. Metall-Element: Entgiftung und Regeneration

- Integrieren Sie in Ihre Smoothies Zutaten wie **Kurkuma, Grünkohl oder Spirulina**, die entgiftende Eigenschaften haben.
- Gönnen Sie sich regelmäßige Entspannungstechniken wie Meditation oder Atemübungen, um den Geist zu klären und den Körper zu regenerieren.
- Achten Sie auf ausreichenden Schlaf und Ruhephasen, um den Regenerationsprozess des Körpers zu unterstützen.

5.   Wasser-Element:
Reinigung und Vitalität

- Trinken Sie ausreichend Wasser über den Tag verteilt, um den Körper mit Feuchtigkeit zu versorgen und Giftstoffe auszuspülen.
- Integrieren Sie wasserreiche Früchte und Gemüse wie **Gurken, Wassermelonen oder Orangen** in Ihre Smoothies, um die Hydration zu unterstützen.
- Vermeiden Sie koffeinhaltige Getränke und greifen Sie stattdessen zu Kräutertees oder **Wasser mit Zitrusfrüchten** für eine erfrischende Wirkung.

Indem Sie die 5 Elemente der Erfolgskur in Ihren Alltag integrieren, können Sie Ihre Gewichtsabnahmeziele effektiv unterstützen.

Hier sind einige Tipps, wie Sie dies erreichen können:

1. **Planen Sie im Voraus:** Setzen Sie sich Ziele für jede Elemente-Kategorie und erstellen Sie einen Wochenplan, der die entsprechenden Aktivitäten und Mahlzeiten umfasst.
2. **Vorbereitung ist entscheidend:** Bereiten Sie Ihre Smoothie-Zutaten im Voraus vor, indem Sie sie waschen, schneiden und in Portionsgrößen verpacken. Dies erleichtert die Zubereitung und spart Zeit.
3. **Machen Sie es zur Routine:** Gewöhnen Sie sich an, jeden Tag zur gleichen Zeit eine Mahlzeit durch einen Smoothie zu ersetzen. Dies hilft Ihnen, eine Gewohnheit zu entwickeln und den Erfolg Ihrer Gewichtsabnahme zu unterstützen.
4. **Experimentieren Sie mit Rezepten:** Probieren Sie verschiedene Smoothie-Kombinationen aus, um

Abwechslung zu schaffen und den Genuss zu steigern. Nutzen Sie die Vielfalt an Obst, Gemüse, Proteinquellen und Superfoods, um Ihre Smoothies nährstoffreich und schmackhaft zu gestalten.

5. **Passen Sie die Elemente an Ihre Bedürfnisse an:** Beachten Sie Ihre individuellen Vorlieben und Bedürfnisse bei der Auswahl der Zutaten. Wenn Sie beispielsweise eine Allergie oder Unverträglichkeit haben, suchen Sie nach Alternativen, die für Sie geeignet sind.

6. **Bewusstsein schaffen:** Nehmen Sie sich Zeit, um bewusst zu essen und Ihre Smoothies in Ruhe zu genießen. Konzentrieren Sie sich auf den Geschmack, die Textur und die Nährstoffe, die Sie Ihrem Körper zuführen.

7. **Sich selbst belohnen:** Feiern Sie Ihre Erfolge auf dem Weg zur Gewichtsabnahme. Belohnen Sie sich mit kleinen Dingen, die Ihnen Freude bereiten, um motiviert zu bleiben.

Die Integration der 5 Elemente in Ihren Alltag erfordert Zeit und Engagement, aber es lohnt sich, um Ihre Gewichtsabnahmeziele zu erreichen.

Bleiben Sie konsequent und passen Sie die Elemente an Ihre individuellen Bedürfnisse an, um ein ganzheitliches und erfolgreiches Abnehmprogramm zu erreichen.

1. WIE DIE PRINZIPIEN DER 5 ELEMENTE IN DEN ALLTAG INTEGRIERT WERDEN KÖNNEN

Die Prinzipien der 5 Elemente der Erfolgskur bieten einen ganzheitlichen Ansatz zur Gewichtsabnahme und können effektiv in den Alltag integriert werden.

Hier sind einige Tipps, wie Sie dies umsetzen können:

1.   *Holz-Element:*

Legen Sie einen Schwerpunkt auf körperliche Aktivität und Bewegung. Finden Sie eine Form von Bewegung, die Ihnen Spaß macht und die Sie regelmäßig ausüben können.

Ob es sich um Spaziergänge, Laufen, Fahrradfahren, Schwimmen oder andere Sportarten handelt, achten Sie darauf, dass Sie sich regelmäßig bewegen und Ihrem Körper genügend Aktivität bieten.

2.   *Feuer-Element:*

Achten Sie auf eine ausgewogene Ernährung und einen gesunden Stoffwechsel. Konzentrieren Sie sich auf eine ausgewogene Mischung aus Proteinen, Kohlenhydraten und gesunden Fetten.

Vermeiden Sie stark verarbeitete Lebensmittel, raffinierten Zucker und Transfette. Wählen Sie stattdessen frische, natürliche Lebensmittel wie Obst, Gemüse, Vollkornprodukte und magere Proteinquellen.

3.   *Erde-Element:*

Schaffen Sie Ausgewogenheit und Sättigung durch bewusstes Essen. Nehmen Sie sich Zeit für Mahlzeiten und achten Sie darauf, mit allen Sinnen zu essen. Kauen Sie gründlich, um die Verdauung zu unterstützen, und hören Sie auf Ihren Körper, um ein angemessenes Sättigungsgefühl zu erreichen.

4.   Metall-Element:

Unterstützen Sie Ihren Körper bei der Entgiftung und Regeneration. Reduzieren Sie den Konsum von schädlichen Substanzen wie Alkohol und Nikotin. Fügen Sie Ihrer Ernährung natürliche entgiftende Lebensmittel hinzu, wie zum Beispiel **grünes Blattgemüse, Zitrusfrüchte, Kurkuma und Ingwer.** Gönnen Sie sich regelmäßige Ruhepausen, um Stress abzubauen und Ihren Körper zu regenerieren.

5.   Wasser-Element:

Achten Sie auf ausreichende Hydration und Vitalität. Trinken Sie ausreichend Wasser, um Ihren Körper gut mit Flüssigkeit zu versorgen. Vermeiden Sie zuckerhaltige Getränke und setzen Sie auf Wasser, ungesüßten Tee und natürliche Säfte. Ergänzen Sie Ihre Ernährung mit wasserreichen Lebensmitteln wie **Gurken, Wassermelonen und grünem Blattgemüse**.

1. Um die Prinzipien der 5 Elemente in den Alltag zu integrieren, können Sie folgende Maßnahmen ergreifen:

- Planen Sie Ihre Mahlzeiten im Voraus, um sicherzustellen, dass Sie ausgewogene und gesunde Optionen wählen.
- Bereiten Sie Smoothies im Voraus vor und nehmen Sie diese als gesunde Snacks oder Mahlzeitenersatz mit zur Arbeit oder unterwegs.
- Schaffen Sie eine unterstützende Umgebung, indem Sie ungesunde Lebensmittel aus Ihrem Zuhause entfernen und stattdessen gesunde Alternativen zur Verfügung stellen.
- Nehmen Sie sich Zeit für Entspannung und Stressabbau. Praktizieren Sie Techniken wie Meditation, Yoga oder Atemübungen, um Ihren Geist und Körper ins Gleichgewicht zu bringen.
- Seien Sie geduldig und nachsichtig mit sich selbst. Veränderungen in der Ernährung und im Lebensstil erfordern Zeit und Anpassung. Gehen Sie Schritt für Schritt vor und feiern Sie Ihre Fortschritte, egal wie klein sie auch sein mögen.

Indem Sie die Prinzipien der 5 Elemente in Ihren Alltag integrieren, schaffen Sie eine gesunde Basis für Ihre Gewichtsabnahme. Es geht nicht nur um das Erreichen eines bestimmten Ziels, sondern um die Förderung einer langfristigen, ausgewogenen und gesunden Lebensweise.

2. Strategien zur langfristigen Umsetzung einer gesunden Ernährung nach den 5 Elementen

Eine gesunde Ernährung nach den Prinzipien der 5 Elemente ist nicht nur eine kurzfristige Diät, sondern ein langfristiger Lebensstil.

Um langfristig von den Vorteilen dieser Ernährungsweise zu profitieren, können folgende Strategien helfen:

1. **Bildung und Wissen:** Informieren Sie sich über die Grundlagen der 5 Elemente und wie sie sich auf die Ernährung auswirken. Je besser Sie die Zusammenhänge verstehen, desto einfacher wird es sein, die richtigen Entscheidungen zu treffen.
2. **Schrittweise Umstellung:** Beginnen Sie mit kleinen Schritten und machen Sie allmähliche Veränderungen in Ihrer Ernährung. Setzen Sie sich realistische Ziele und erhöhen Sie nach und nach den Anteil an gesunden, nach den 5 Elementen ausgewogenen Mahlzeiten.
3. **Vielfalt und Balance:** Achten Sie auf eine ausgewogene Mischung von Lebensmitteln aus den verschiedenen Elementen. Vermeiden Sie einseitige Ernährung und streben Sie nach einer Vielfalt an frischen, natürlichen und saisonalen Zutaten.
4. **Langfristige Planung:** Planen Sie Ihre Mahlzeiten im Voraus und erstellen Sie eine Einkaufsliste, um sicherzustellen, dass Sie alle benötigten Zutaten zur Hand haben. Das erleichtert die Zubereitung von gesunden Mahlzeiten und reduziert die Versuchung von ungesunden Optionen.
5. **Flexibilität und Anpassung:** Seien Sie flexibel und passen Sie Ihre Ernährung an Ihre individuellen Bedürfnisse und

Vorlieben an. Experimentieren Sie mit neuen Rezepten, probieren Sie verschiedene Zutaten aus und finden Sie heraus, was für Sie am besten funktioniert.

6. **Unterstützung und Motivation:** Suchen Sie nach Unterstützung in Form von Familienmitgliedern, Freunden oder einer Gemeinschaft, die ähnliche Ziele verfolgt. Teilen Sie Erfahrungen, Rezepte und Herausforderungen, um sich gegenseitig zu motivieren und auf Kurs zu bleiben.

7. **Genuss und Achtsamkeit:** Genießen Sie Ihre Mahlzeiten bewusst und nehmen Sie sich Zeit zum Essen. Achten Sie auf Ihre Körpersignale und essen Sie, wenn Sie hungrig sind, und hören Sie auf zu essen, wenn Sie satt sind. Erleben Sie das volle Geschmackserlebnis Ihrer gesunden und ausgewogenen Mahlzeiten.

Indem Sie diese Strategien anwenden, können Sie eine langfristige Umsetzung einer gesunden Ernährung nach den 5 Elementen erreichen.

Es geht darum, eine gesunde Beziehung zum Essen aufzubauen, auf den eigenen Körper zu hören und die Nahrung als Quelle von Energie, Nährstoffen und Wohlbefinden zu schätzen.

3. Praktische Tipps und Tricks für eine erfolgreiche Gewichtsabnahme mit Smoothies und der 5-Elemente-Ernährung

Wenn Sie mit Smoothies und der 5-Elemente-Ernährung erfolgreich Gewicht verlieren möchten, können Ihnen folgende praktische Tipps und Tricks helfen:

1. **Mahlzeitenplanung:** Planen Sie Ihre Mahlzeiten im Voraus, um sicherzustellen, dass Sie genügend gesunde Zutaten für Ihre Smoothies zur Verfügung haben. Erstellen Sie eine Einkaufsliste und halten Sie sich beim Einkaufen an frische, natürliche und saisonale Lebensmittel.

2. **Abwechslungsreiche Smoothies:** Experimentieren Sie mit verschiedenen Zutaten und Geschmackskombinationen, um Abwechslung in Ihre Smoothies zu bringen. Verwenden Sie eine Vielzahl von Obst, Gemüse, Kräutern, Gewürzen und Superfoods, um eine optimale Nährstoffdichte zu erreichen.

3. **Portionen kontrollieren:** Achten Sie auf die Größe Ihrer Smoothie-Portionen. Obwohl Smoothies gesund sind, können sie auch kalorienreich sein, insbesondere wenn sie mit fettreichen Zutaten wie **Nüssen oder Avocado** zubereitet werden. Verwenden Sie Messbecher oder -gläser, um die richtige Portionsgröße zu bestimmen.

4. **Eiweiß hinzufügen:** Um Ihre Smoothies sättigender zu machen, fügen Sie hochwertige Proteinquellen wie **Mandelmilch, griechischen Joghurt, Chiasamen oder Proteinpulver** hinzu. Proteine helfen, den Blutzuckerspiegel zu stabilisieren und das Sättigungsgefühl zu erhöhen.

5. **Flüssigkeitszufuhr:** Neben Smoothies ist es

wichtig, ausreichend Wasser zu trinken. Halten Sie sich hydratisiert, um Ihren Stoffwechsel zu unterstützen und den Gewichtsverlust zu fördern. Trinken Sie Wasser zwischen den Mahlzeiten und ergänzen Sie es mit Kräutertees oder Wasser, um Abwechslung zu bieten.

6. **Bewegung und Aktivität:** Eine gesunde Ernährung allein reicht nicht aus, um Gewicht zu verlieren. Kombinieren Sie Ihre Smoothie-Ernährung mit regelmäßiger Bewegung und körperlicher Aktivität. Wählen Sie Aktivitäten, die Ihnen Spaß machen und Ihren Körper herausfordern, wie z.B. Spaziergänge, Yoga, Schwimmen oder Krafttraining.

7. **Geduld und Nachhaltigkeit:** Gewichtsabnahme erfordert Geduld und Ausdauer. Setzen Sie sich realistische Ziele und erwarten Sie keine schnellen Ergebnisse. Die 5-Elemente-Ernährung und Smoothies sind langfristige Ansätze für eine gesunde Gewichtsabnahme und Wohlbefinden. Seien Sie konsequent und halten Sie an Ihrem Plan fest.

8. Unterstützung suchen: Wenn Sie Unterstützung und Motivation benötigen, suchen Sie nach einer Community oder einem Support-Netzwerk. Teilen Sie Ihre Erfahrungen, Rezepte und Herausforderungen mit anderen, um sich gegenseitig zu motivieren und Tipps auszutauschen.

Durch die Anwendung dieser praktischen Tipps und Tricks können Sie die 5-Elemente-Ernährung und Smoothies effektiv zur Gewichtsabnahme nutzen.

Bleiben Sie konsequent, aber seien Sie auch flexibel und passen Sie die Prinzipien an Ihre individuellen Bedürfnisse und Vorlieben an. Denken Sie daran, dass es wichtig ist, auf Ihren Körper zu hören und auf ein ausgewogenes Verhältnis zwischen Ernährung, Bewegung und Entspannung zu achten.

Neben der Gewichtsabnahme können Sie mit der 5-Elemente-

Ernährung und Smoothies auch Ihre Gesundheit und Ihr Wohlbefinden verbessern.

Halten Sie sich an frische, natürliche und nährstoffreiche Zutaten, um Ihren Körper mit wichtigen Vitaminen, Mineralstoffen und Antioxidantien zu versorgen.

Vermeiden Sie verarbeitete Lebensmittel, zuckerhaltige Getränke und fettreiche Snacks.

Seien Sie geduldig mit sich selbst und feiern Sie Ihre Fortschritte, egal wie klein sie auch sein mögen. Eine nachhaltige Gewichtsabnahme erfordert Zeit und Engagement, aber die Ergebnisse werden es wert sein.

Lassen Sie sich von der Vielfalt an Smoothie-Rezepten inspirieren und entdecken Sie neue Geschmackskombinationen, um Ihre Ernährung abwechslungsreich und spannend zu gestalten.

Geben Sie Ihrem Körper die Nährstoffe, die er braucht, um gesund und energiegeladen zu sein, und genießen Sie den Prozess der Veränderung.

Mit der Integration der 5-Elemente-Prinzipien in Ihren Alltag und der regelmäßigen Zubereitung von nährstoffreichen Smoothies können Sie Ihre Gewichtsabnahmeziele erreichen und gleichzeitig eine positive Beziehung zu Essen und Ihrem Körper aufbauen.

Denken Sie daran, dass jeder Körper einzigartig ist und dass es wichtig ist, auf Ihre individuellen Bedürfnisse zu achten.

Beginnen Sie noch heute mit der Integration der 5-Elemente-Ernährung und der Zubereitung von gesunden Smoothies und erleben Sie die positiven Auswirkungen auf Ihre Gesundheit und Ihr Wohlbefinden.

Viel Erfolg bei Ihrer Gewichtsabnahme-Reise!

BEWEGUNG UND ENTSPANNUNG

Bewegung und Entspannung spielen eine wichtige Rolle bei der Gewichtsabnahme und dem allgemeinen Wohlbefinden.

Neben der 5-Elemente-Ernährung können Sie durch regelmäßige körperliche Aktivität und Entspannungstechniken Ihre Gewichtsabnahmeziele unterstützen und Ihr gesamtes Wohlbefinden steigern.

Bewegung ist entscheidend, um Kalorien zu verbrennen, die Muskeln zu stärken und den Stoffwechsel anzukurbeln.

Wählen Sie Aktivitäten, die Ihnen Freude bereiten und in Ihren Alltag passen.

Gehen Sie spazieren, joggen, schwimmen oder machen Sie andere Formen des Trainings, die Ihnen Spaß machen. Versuchen Sie, sich täglich zu bewegen und aktiv zu bleiben.

Neben der körperlichen Aktivität ist auch Entspannung von großer Bedeutung. Stress kann sich negativ auf den Gewichtsabnahme-Prozess auswirken, da er zu ungesunden Essgewohnheiten und hormonellen Ungleichgewichten führen kann.

Finden Sie Entspannungstechniken, die Ihnen helfen, Stress abzubauen und innere Ruhe zu finden.

Dazu gehören beispielsweise **Meditation, Yoga, Atemübungen** oder **das Lesen eines guten Buches**. Planen Sie regelmäßige Entspannungszeiten in Ihren Alltag ein und nehmen Sie sich bewusst Zeit für sich selbst.

Eine Kombination aus Bewegung und Entspannung kann Ihnen helfen, Ihren Körper ganzheitlich zu unterstützen. Neben der Gewichtsabnahme verbessern regelmäßige Bewegung und Entspannung Ihre körperliche Fitness, stärken das Immunsystem, reduzieren das Risiko für Krankheiten und fördern ein positives mentales Wohlbefinden.

Denken Sie daran, dass körperliche Aktivität und Entspannung individuell angepasst werden sollten. Hören Sie auf Ihren Körper und wählen Sie Aktivitäten aus, die Ihnen Spaß machen und sich gut anfühlen. Setzen Sie sich realistische und erreichbare Ziele in Bezug auf Bewegung und Entspannung.

Beginnen Sie langsam und steigern Sie nach und nach Ihre Aktivitäten. Achten Sie darauf, genügend Zeit für Erholung und Regeneration einzuplanen, um Überlastung und Verletzungen zu vermeiden.

1. Die Bedeutung von Bewegung für die Gewichtsabnahme und das Wohlbefinden

Bewegung spielt eine entscheidende Rolle bei der Gewichtsabnahme und trägt gleichzeitig zum allgemeinen Wohlbefinden bei. Regelmäßige körperliche Aktivität hilft nicht nur beim Verbrennen von Kalorien, sondern hat auch viele weitere positive Effekte auf den Körper und Geist.

Hier sind einige Gründe, warum Bewegung für die Gewichtsabnahme und das Wohlbefinden wichtig ist:

1. **Kalorienverbrennung:** Bewegung erhöht den Energieverbrauch und unterstützt somit den Gewichtsverlust. Durch körperliche Aktivität werden Kalorien verbrannt, wodurch ein Kaloriendefizit entsteht, das zur Gewichtsabnahme beiträgt.

2. **Erhalt der Muskelmasse:** Durch gezieltes Training, insbesondere Krafttraining, wird die Muskelmasse erhalten oder sogar aufgebaut. Muskelgewebe verbrennt mehr Kalorien als Fettgewebe, selbst im Ruhezustand. Eine höhere Muskelmasse fördert den Stoffwechsel und unterstützt die Gewichtsabnahme.

3. **Verbesserung des Stoffwechsels:** Regelmäßige Bewegung wirkt sich positiv auf den Stoffwechsel aus. Sie erhöht die Stoffwechselrate und verbessert die Effizienz des Energieverbrauchs, was zu einer besseren Fettverbrennung führen kann.

4. **Reduzierung von Stress und Verbesserung des Wohlbefindens:** Bewegung hat eine positive Wirkung

auf die psychische Gesundheit und hilft bei der Stressbewältigung. Durch körperliche Aktivität werden Endorphine freigesetzt, die für ein Gefühl der Entspannung und des Wohlbefindens sorgen.

5. **Steigerung der körperlichen Fitness:** Regelmäßige Bewegung verbessert die Ausdauer, Kraft und Flexibilität. Dadurch fühlen Sie sich energiegeladener, leistungsfähiger und können im Alltag aktiver sein.

6. **Unterstützung eines gesunden Lebensstils:** Bewegung geht oft Hand in Hand mit einer gesunden Ernährung und einem gesunden Lebensstil. Durch regelmäßige körperliche Aktivität wird das Bewusstsein für den eigenen Körper und die Gesundheit gestärkt, was zu einer langfristigen Gewichtskontrolle beitragen kann.

Es ist wichtig, eine Bewegungsform zu wählen, die Ihnen Spaß macht und die Sie langfristig beibehalten können.

Dazu zählen zum Beispiel **Spaziergänge, Joggen, Radfahren, Schwimmen, Fitnesskurse oder auch Tanz.**

Kombinieren Sie Ausdauertraining mit Krafttraining, um optimale Ergebnisse zu erzielen.

Denken Sie daran, dass körperliche Aktivität immer in Absprache mit Ihrem Arzt oder einer Fachperson erfolgen sollte, insbesondere wenn Sie gesundheitliche Einschränkungen haben oder lange Zeit inaktiv waren.

Indem Sie regelmäßige Bewegung in Ihren Alltag integrieren, tragen Sie nicht nur zur Gewichtsabnahme bei, sondern verbessern auch Ihr allgemeines Wohlbefinden und Ihre Gesundheit.

2. Empfehlungen für geeignete Bewegungsarten zur Unterstützung der 5-Elemente-Ernährung

Die Wahl der richtigen Bewegungsarten kann einen großen Einfluss auf den Erfolg Ihrer 5-Elemente-Ernährung haben.

Hier sind einige Empfehlungen für geeignete Bewegungsarten, die Sie bei Ihrem Abnehmprozess unterstützen und Ihre Gesundheit fördern können:

Ausdauertraining:

Ausdauertraining ist eine effektive Methode, um Kalorien zu verbrennen, den Stoffwechsel anzukurbeln und die Gewichtsabnahme zu unterstützen. Gehen, **Joggen, Radfahren, Schwimmen oder Tanzen** sind nur einige Beispiele für Ausdaueraktivitäten, die Sie in Ihren Alltag integrieren können. Versuchen Sie, mindestens 150 Minuten moderate bis intensive Ausdaueraktivität pro Woche einzuplanen.

Krafttraining:

Krafttraining hilft dabei, Muskelmasse aufzubauen und den Stoffwechsel langfristig zu erhöhen. Es unterstützt nicht nur die Gewichtsabnahme, sondern sorgt auch für eine straffere und definierte Körperform. Verwenden Sie dazu freie Gewichte, Maschinen oder Ihr eigenes Körpergewicht. Führen Sie zwei bis drei Einheiten pro Woche durch und trainieren Sie alle großen Muskelgruppen.

Yoga und Pilates:

Diese beiden Bewegungsformen bieten nicht nur körperliche Vorteile, sondern fördern auch die geistige Ausgeglichenheit und Entspannung.

Yoga und Pilates verbessern die Flexibilität, Kraft und Körperhaltung. Sie können zu Hause oder in einem Kurs praktiziert werden und helfen Ihnen, Stress abzubauen und die innere Balance zu finden.

HIIT-Training:

High-Intensity Interval Training (HIIT) ist eine intensive Trainingsmethode, bei der kurze, hochintensive Übungen mit kurzen Erholungsphasen abwechseln. HIIT-Training ist bekannt für seine Fettverbrennungseffekte und seine positive Auswirkung auf den Stoffwechsel. Es kann beispielsweise **Sprünge, Burpees, Mountain Climbers oder Seilspringen** beinhalten.

Wandern:

Wandern ist eine großartige Möglichkeit, um sich zu bewegen, die Natur zu genießen und gleichzeitig Kalorien zu verbrennen. Egal ob Sie leichte Spaziergänge oder anspruchsvollere Bergwanderungen unternehmen, das Wandern ist eine gelenkschonende Aktivität, die den ganzen Körper beansprucht und Ihre Fitness verbessert.

Tanzen:

Tanzen ist nicht nur eine unterhaltsame Aktivität, sondern auch eine effektive Methode, um sich zu bewegen und Kalorien zu verbrennen. Egal ob Sie einen Tanzkurs besuchen oder einfach zu Hause Ihre Lieblingsmusik aufdrehen, das Tanzen verbessert Ihre Ausdauer, Koordination und stärkt Ihre Muskulatur.

Schwimmen:

Schwimmen ist eine schonende und dennoch effektive Bewegungsform, die den gesamten Körper trainiert. Es stärkt die Muskulatur, verbessert die Ausdauer und fördert die

Gewichtsabnahme. Nutzen Sie die Gelegenheit regelmäßig zu schwimmen.

Gruppenaktivitäten:

Nehmen Sie an Gruppenaktivitäten teil, um Spaß an der Bewegung zu haben und gleichzeitig soziale Kontakte zu knüpfen. Überlegen Sie, ob Sie sich einer Sportmannschaft anschließen, an Tanzkursen teilnehmen oder an Fitnesskursen wie Zumba oder Aerobic teilnehmen möchten.

Die Motivation und der Spaß in der Gruppe können dazu beitragen, dass Sie regelmäßig aktiv bleiben.

Alltagsbewegung:

Vergessen Sie nicht, dass auch alltägliche Aktivitäten zur Bewegung beitragen können.

Nehmen Sie die Treppe statt den Aufzug, gehen Sie zu Fuß oder mit dem Fahrrad zur Arbeit, erledigen Sie Gartenarbeit oder spielen Sie aktiv mit Ihren Kindern.

Jede zusätzliche Bewegung im Alltag zählt und trägt zu Ihrer Gesundheit und Gewichtsabnahme bei.

Entspannungstechniken:

Neben körperlicher Bewegung ist es auch wichtig, Entspannungstechniken in Ihren Alltag zu integrieren. **Yoga, Meditation, Atemübungen oder Massagen** können helfen, Stress abzubauen, den Geist zu beruhigen und das allgemeine Wohlbefinden zu fördern. Eine ausgeglichene geistige Verfassung unterstützt Sie dabei, langfristig gesunde Entscheidungen zu treffen.

Denken Sie daran, dass es wichtig ist, eine Bewegungsform zu wählen, die Ihnen Spaß macht und die Sie gerne ausüben.

Dies motiviert Sie, kontinuierlich aktiv zu bleiben und die

Bewegung in Ihren Alltag zu integrieren.

Kombinieren Sie verschiedene Aktivitäten, um Abwechslung zu schaffen und den gesamten Körper zu trainieren.

Achten Sie darauf, sich vor Beginn einer neuen Trainingsroutine ärztlich beraten zu lassen, insbesondere wenn Sie bisher wenig körperlich aktiv waren oder gesundheitliche Bedenken haben.

3. Entspannungstechniken zur Stressreduktion und Förderung des Gewichtsabnahmeprozesses

Entspannungstechniken spielen eine wichtige Rolle bei der Stressreduktion und können den Gewichtsabnahmeprozess positiv beeinflussen.

Wenn wir gestresst sind, produziert unser Körper vermehrt das Hormon Cortisol, das mit Gewichtszunahme in Verbindung gebracht wird.

Indem wir Stress abbauen und Entspannungstechniken in unseren Alltag integrieren, können wir den Cortisolspiegel senken und damit den Gewichtsabnahmeprozess unterstützen.

Hier sind einige Entspannungstechniken, die Ihnen helfen können, Stress abzubauen und Ihre Gewichtsabnahmeziele zu erreichen:

1. **Yoga:** Yoga kombiniert körperliche Übungen, Atmungstechniken und Meditation, um Körper und Geist zu entspannen. Durch regelmäßiges Yoga können Sie nicht nur Ihre Flexibilität und Kraft verbessern, sondern auch Stress abbauen und Ihr Wohlbefinden steigern.

2. **Meditation:** Die Praxis der Meditation ermöglicht es Ihnen, Ihren Geist zu beruhigen und in einen Zustand der inneren Ruhe zu gelangen. Sie können mit einfachen Atemübungen beginnen und allmählich ihre Meditationspraxis erweitern. Regelmäßige Meditation kann dazu beitragen, Stress abzubauen, die Klarheit des Geistes zu fördern und Ihre Gewichtsabnahmeziele zu unterstützen.

3. **Progressive Muskelentspannung:** Bei dieser Technik

spannen Sie nacheinander verschiedene Muskelgruppen an und entspannen sie wieder. Dadurch wird eine tiefe Entspannung im gesamten Körper erreicht und Spannungen und Stress abgebaut.

4. **Atemübungen:** Gezielte Atemübungen, wie zum Beispiel tiefe Bauchatmung oder längeres Ausatmen, können dazu beitragen, den Geist zu beruhigen und Stress abzubauen. Atemübungen können einfach in den Alltag integriert werden und helfen dabei, den Fokus zu bewahren und den Stresspegel zu senken.

5. **Massagen:** Eine entspannende Massage kann dazu beitragen, Verspannungen zu lösen, den Körper zu entspannen und den Stress abzubauen. Sie können sich regelmäßig professionelle Massagen gönnen oder Selbstmassage-Techniken erlernen, um sich selbst zu verwöhnen und zu entspannen.

Indem Sie Entspannungstechniken in Ihren Alltag integrieren, können Sie Ihre Stressreaktionen besser bewältigen und Ihren Körper und Geist in einen Zustand der Entspannung bringen. Dies fördert nicht nur Ihr allgemeines Wohlbefinden, sondern unterstützt auch den Gewichtsabnahmeprozess, indem es den Cortisolspiegel senkt und Stressessen reduziert. Experimentieren Sie mit verschiedenen Techniken und finden Sie heraus, welche am besten zu Ihnen passen und Ihnen helfen, Stress abzubauen und Ihre Ziele zu erreichen.

TEIL IV: INSPIRATION

Anregungen zur eigenen Motivation

Die eigene Motivation ist ein entscheidender Faktor, um erfolgreich Gewicht zu verlieren und eine gesunde Lebensweise beizubehalten. Manchmal kann es jedoch schwierig sein, die Motivation aufrechtzuerhalten oder neue Inspiration zu finden.

In diesem Abschnitt möchten ich Ihnen einige Anregungen geben, um Ihre Motivation zu stärken und neue Impulse zu erhalten:

1. **Setzen Sie sich realistische Ziele:** Klare und erreichbare Ziele zu setzen ist ein wichtiger erster Schritt. Definieren Sie, was Sie erreichen möchten und setzen Sie sich kleine Meilensteine, die Sie motivieren und Ihnen das Gefühl des Fortschritts geben.

2. **Visualisieren Sie Ihren Erfolg:** Schließen Sie die Augen und stellen Sie sich lebhaft vor, wie Sie Ihre Ziele erreichen und wie sich Ihr Leben dadurch verändert. Visualisierung kann Ihnen helfen, Ihre Motivation zu stärken und das gewünschte Ergebnis vor Augen zu haben.

3. **Umgeben Sie sich mit positiven Einflüssen:** Suchen Sie sich Gleichgesinnte, die ähnliche Ziele verfolgen, und teilen Sie Ihre Erfahrungen und Herausforderungen miteinander. Das gemeinsame Unterstützen und Motivieren kann eine starke Quelle der Inspiration sein.

4. **Halten Sie ein Tagebuch:** Schreiben Sie Ihre Gedanken, Fortschritte und Erfolge auf. Das Führen eines Tagebuchs kann Ihnen helfen, den Überblick zu behalten, Ihre Motivation zu reflektieren und sich bewusst zu machen, wie weit Sie bereits gekommen sind.

5. **Belohnen Sie sich selbst:** Planen Sie kleine Belohnungen für erreichte Ziele oder Meilensteine ein. Diese können nicht-essentielle Belohnungen sein, wie zum Beispiel **ein Wellness-Tag, ein neues Buch oder ein Ausflug**.

Indem Sie sich selbst belohnen, fühlen Sie sich gut und motiviert, um weiterzumachen.

6. **Finden Sie Ihre persönliche Motivation:** Jeder Mensch hat unterschiedliche Motivationsgründe. Finden Sie heraus, was Sie persönlich antreibt und was Ihnen wichtig ist. Ob es um Gesundheit, Wohlbefinden, Selbstvertrauen oder ein bestimmtes Ziel geht - identifizieren Sie Ihre Motivationsquelle und halten Sie sie lebendig.

7. **Suchen Sie nach Inspiration:** Lesen Sie Bücher, hören Sie Podcasts oder schauen Sie sich Videos zum Thema Gewichtsabnahme und gesunde Ernährung an. Inspirierende Geschichten von anderen Menschen, die erfolgreich ihre Ziele erreicht haben, können ihre eigene Motivation steigern.

8. **Machen Sie kleine Veränderungen:** Manchmal können kleine Veränderungen im Alltag bereits einen großen Unterschied machen.

Probieren Sie neue Rezepte aus, entdecken Sie neue Sportarten oder nehmen Sie sich Zeit für Entspannung. Diese kleinen Schritte halten die Motivation hoch und bringen Abwechslung in Ihre Gewohnheiten.

Die eigene Motivation kann schwanken, aber mit diesen Anregungen können Sie Ihre Motivation wiederentdecken und neue Inspiration finden. Bleiben Sie fokussiert, erlauben Sie sich auch mal Fehler und Rückschläge und erinnern Sie sich stets daran, warum Sie Ihre Ziele verfolgen. Mit einer positiven Einstellung und einer starken Motivation sind Sie auf dem besten Weg, Ihre Gewichtsabnahmeziele zu erreichen und eine gesunde Lebensweise beizubehalten. Lassen Sie sich von Ihrer inneren Motivation leiten und nutzen Sie die hier genannten Anregungen, um Ihre Motivation aufrechtzuerhalten und immer wieder neue Inspiration zu finden.

Denken Sie daran, dass Ihre Motivation eine individuelle Reise ist und dass es normal ist, Höhen und Tiefen zu erleben. Seien Sie geduldig mit sich selbst und geben Sie nicht auf, auch wenn es mal schwierig wird.

Sie haben die Fähigkeit, ihre Ziele zu erreichen und ein gesundes, glückliches Leben zu führen.

Nehmen Sie sich Zeit, um sich selbst zu reflektieren und Ihre Fortschritte zu feiern. Schauen Sie regelmäßig zurück und erkennen Sie, wie weit Sie bereits gekommen sind. Das wird Ihnen helfen, Ihre Motivation aufrechtzuerhalten und den Fokus auf Ihre Ziele nicht zu verlieren.

Letztendlich liegt es in Ihrer Hand, Ihre eigene Motivation zu finden und zu pflegen. Hören Sie auf sich selbst, seien Sie ehrlich zu sich und lassen Sie Ihre inneren Werte und Ziele Ihr Kompass sein. Mit einer positiven Einstellung und einer starken Motivation können Sie Ihre Gewichtsabnahmeziele erreichen und ein gesundes und erfülltes Leben führen.

SCHLUSSWORT

In diesem umfangreichen Ratgeber haben wir uns mit den 5 Elementen der Erfolgskur beschäftigt und wie sie Ihnen bei der Gewichtsabnahme helfen können.

Ich habe die Grundlagen der 5 Elemente erläutert und ihre Bedeutung für die Gewichtsabnahme erklärt. Zudem habe ich zahlreiche Smoothie-Rezepte vorgestellt, die Ihnen bei der Reinigung, Entgiftung, Steigerung des Stoffwechsels, Sättigung, Entgiftung, Regeneration, Hydration und Vitalität helfen können.

Ich habe auch besprochen, wie Sie die Prinzipien der 5 Elemente in Ihren Alltag integrieren können und wie Sie langfristig eine gesunde Ernährung umsetzen können.

Tipps zur individuellen Anpassung der Smoothie-Rezepte an Ihre Vorlieben und Bedürfnisse wurden ebenfalls gegeben.

Des Weiteren haben wir die Rolle von Smoothies als Mahlzeitenersatz betrachtet und Empfehlungen zur richtigen Verwendung gegeben.

Bewegung und Entspannung wurden als wichtige Aspekte für die Gewichtsabnahme und das allgemeine Wohlbefinden betrachtet. Wir haben geeignete Bewegungsarten vorgestellt und Entspannungstechniken zur Stressreduktion erläutert.

Abschließend möchte ich betonen, dass die Gewichtsabnahme ein individueller Prozess ist und es wichtig ist, auf Ihren Körper und Ihre Bedürfnisse zu hören.

Experimentieren Sie mit den vorgestellten Rezepten und Strategien und finden Sie heraus, was für Sie am besten funktioniert. Seien Sie geduldig und halten Sie an Ihren Zielen fest, auch wenn es mal Rückschläge gibt.

Ich hoffe, dass dieser Ratgeber Ihnen wertvolle Informationen und Inspiration für Ihre Gewichtsabnahme-Reise gegeben hat.

Denken Sie daran, dass eine gesunde Ernährung und ein aktiver Lebensstil langfristige Veränderungen sind, die zu einem gesunden und glücklichen Leben führen können.

Ich wünsche Ihnen viel Erfolg bei Ihrer Gewichtsabnahme und eine positive Einstellung, um Ihre Ziele zu erreichen.